足球运动损伤与处理教程

侯学华 孟 宁 李 俊 张亚军 主编

U0254815

东南大学出版社
SOUTHEAST UNIVERSITY PRESS
·南京·

内容提要

本书按照足球运动中常见损伤的部位进行分类论述,主要内容包括绪论、足部损伤与处理、踝部损伤与处理、小腿损伤与处理、膝关节损伤与处理、髋部和大腿损伤与处理、上肢损伤与处理、颈部和背部损伤与处理、头面部损伤与处理、心肺复苏与 AED、足球运动损伤案例 11 个部分。

全书参考医学、运动医学、运动人体科学和运动康复医学等有关知识,从理论与实践层面探讨了有关损伤发生的基本症状、足球运动中损伤发生的成因与致伤原理、损伤发生后的紧急处理等问题,并列举了部分预防损伤发生的练习动作与一线实践教学中的案例。

本书适宜作为校园足球一线教学的专业教材,适宜作为足球行业教练员培训的指导教材,适宜作为校园足球高水平运动队或专业足球队运动损伤与预防的参考书目,也可以作为社会足球参与人员自我学习与损伤预防的普及性读物。

图书在版编目(CIP)数据

足球运动损伤与处理教程/侯学华等主编.—南京:东南大学出版社,2021.9
 ISBN 978-7-5641-9649-3

Ⅰ.①足… Ⅱ.①侯… Ⅲ.①足球运动-运动性疾病-损伤-防治-教材 Ⅳ.①R873

中国版本图书馆 CIP 数据核字(2021)第 170566 号

足球运动损伤与处理教程
Zuqiu Yundong Sunshang Yu Chuli Jiaocheng

出版发行:	东南大学出版社
社　　址:	南京市四牌楼 2 号　　邮编:210096
出 版 人:	江建中
网　　址:	http://www.seupress.com
经　　销:	全国各地新华书店
印　　刷:	广东虎彩云印刷有限公司
开　　本:	710 mm×1000 mm　1/16
印　　张:	10
字　　数:	200 千字
版　　次:	2021 年 9 月第 1 版
印　　次:	2021 年 9 月第 1 次印刷
书　　号:	ISBN 978-7-5641-9649-3
定　　价:	29.00 元

本社图书若有印装质量问题,请直接与营销部联系。电话(传真):025-83791830

本书编委会

前　言

　　足球运动深受普通大众特别是青少年的喜爱,有着广泛的群众基础和巨大的社会影响力。在党中央的亲切关怀下,2009 年 4 月,国家体育总局和教育部联合下发了《关于开展全国青少年校园足球活动的通知》,这标志着全国青少年校园足球活动的正式启动,至今已经超过 10 年。2009—2015 年,在国家体育总局的主导下,中国足球协会承担了全国校园足球的推动工作,初期共有 44 个城市、2 200 多所中小学参与;截至 2012 年底,全国 49 个国家级布局城市,3 个试点县,10 个省的 68 个省级布局城市参与到活动中来,包括 5 000 多所大、中、小学,参与活动学生数量超过 270 万。教育部自 2015 年开始全面主推校园足球,至 2018 年,校园足球特色学校覆盖小学、初中、高中、大学各级各类学校,学校数量达到 24 126 所,在校学生参与人数超过 2 000 万。

　　随着参与校园足球活动青少年人数的增加,足球训练、比赛中的损伤案例也大幅增加。鉴于此,对此类损伤的预防、识别与损伤后的即时判断处理非常重要。撰写一本普及性的损伤原理与简单处理的指导书籍,拓宽大家对于足球损伤的了解与认知,有助于运动损伤的预防与伤后处理。更为重要的是,本书的撰写有着深刻的现实需求:南京体育学院运动训练学院足球专项学生都是二级以上的运动员,总人数超过 200 人;主编长期在一线从事足球教学与训练工作,对于学生运动性损伤司空见惯,虽已习以为常,但仍痛心疾首;同事们陪同受伤学生赴医院治疗的情况常有发生,这类情况不仅耽误学生的学业,而且肉体上的痛苦与精神上的煎熬同样令学生不安。因此,迫切希望能够将学生受伤的概率降低下来。

　　本书在借鉴医学专家与体育康复领域前辈研究成果的基础上,对足球运动中常见的损伤按照损伤部位进行了分类整理,并借鉴了大量的实景图片进行损伤原理的讲解。同时,把南京体育学院足球专项班部分学生的损伤案例进行了简单的罗列。期望通过从理论到实践的解读方式,令广大一线教师、教练员、运动员能够轻松地理解损伤的成因,并掌握及时处理损伤的基本知识。由于书中涉及大量医学基础知识和足球实景照片,可能涉及版权问题,若有侵犯版权的情况,请与编者联系,本书将立即整改。此外,在本书的编写中,难免出现纰漏,请读者批评指正,我们将逐步发现这些不足并及时予以订正。

本书的撰写过程中,尤其要感谢江苏省U18女足队医梁洪铜先生和成都市资深队医高瞻先生,他们对本书给予了大量的指导,并对书中损伤处理的内容进行了实操。希望这本书对于青少年校园足球的从业者,业余足球的爱好者和运动队的参训者、教练员有一定的帮助与指导意义。

由衷感谢南京体育学院运动训练学院赵琦院长对本书编写的鼎力支持与无私帮助,感谢南京体育学院运动训练学院足球专项的同学们在本书素材提取中给予的帮助与配合!

编 者

2021.5

目 录

1 绪论

对于运动员而言,运动损伤几乎难以避免。对于运动导致的损伤而言,最好的应对方案便是尽可能地远离损伤,避免损伤的发生。然而,无论愿意与否,损伤还是时常不期而至。因此,弄清楚损伤的基本原理和成因,并进行初步的处理便显得非常重要了。

1.1 损伤处理的 PRICE 原则

一般情况下,在损伤发生后,应运用 PRICE 原则(图 1-1)进行损伤的处理与保护。其中,P(Protection)意为保护,是指使用夹板或固定材料进行伤处的保护(图 1-2),防止进一步受伤;R(Rest)意为休息,是指应停止伤处相关的活动,避免活动引发的软组织或神经损伤;I(Ice)意为冰敷,是指对损伤部位立即实施冷敷(图 1-3),以减轻肿胀和疼痛,一般在受伤后 48 小时内都可以冷敷;C(Compression)意为加压包扎(图 1-4),是指利用绷带压迫减轻出血或肿胀;E

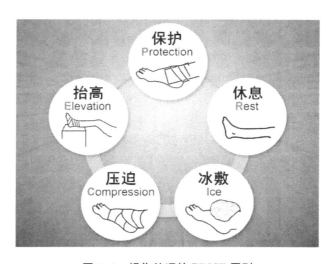

图 1-1 损伤处理的 PRICE 原则

（Elevation）意为抬高患处（图1-5），主要是为了减少出血或血液渗出。PRICE原则是急性损伤普遍适用的处理原则。在本书的损伤处理中，会不断提及PRICE原则。

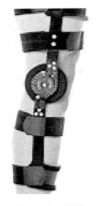

图1-2　保护

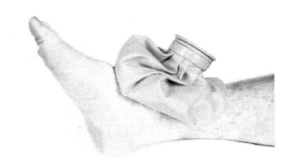

图1-3　冰敷

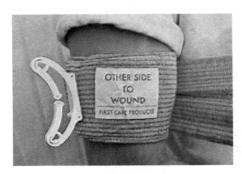

图1-4　加压包扎

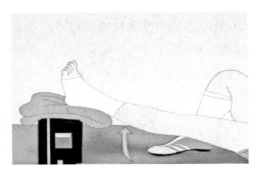

图1-5　抬高患处

1.2　人体下肢相关运动术语

本书中，大量涉及下肢运动相关的专业术语，重点如跖屈、背屈、足外翻、足内翻等，这里借鉴奈特主编的《奈特人体解剖彩色图谱》（第3版）中对相关动作的图示说明（图1-6），以便于读者对相关动作的理解。

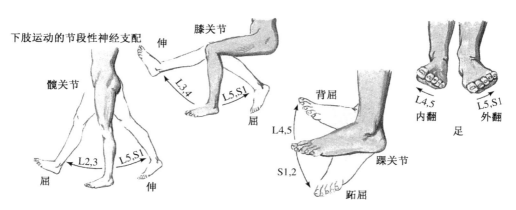

图 1-6　人体下肢运动术语

2 足部损伤与处理

　　足球主要是用脚踢的运动。足部损伤是足球运动中最为常见的损伤，直接关系到球员对球的感觉以及运动的完成质量。足部损伤并非完全由于踢球造成，更多的情况是由于拼抢或对抗中的犯规、暴力动作导致。此外，足部不仅承受球员的体重，更重要的是要承受球员急停、急起、加速、变向时的加速度带来的巨大冲击力，这也是导致足球运动员足部损伤的常发性原因。由于足部骨骼与关节构造的复杂性以及韧带组织相对薄弱的特点，往往相对较小的力量或对抗动作便可能引发较为严重的损伤情况。针对 1 600 多名足球运动员的研究表明，在所有损伤中足部损伤占到 15％。因此，做好足部损伤的预防与应急处理，是每一名足球运动员和专项学生都应掌握的基本技能。为便于读者理解足部结构与损伤的关系，特附上足部的肌肉和肌腱（图 2-1）、骨骼（图 2-2）结构图。

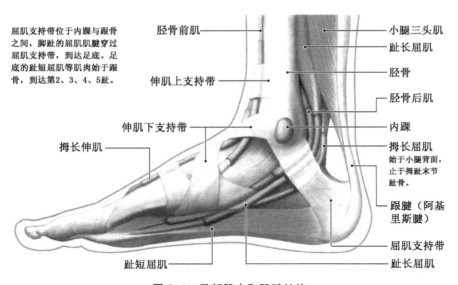

屈肌支持带位于内踝与跟骨之间，脚趾的屈肌肌腱穿过屈肌支持带，到达足底。足底的趾短屈肌等肌肉始于跟骨，到达第2、3、4、5趾。

胫骨前肌
伸肌上支持带
伸肌下支持带
拇长伸肌
趾短屈肌

小腿三头肌
趾长屈肌
胫骨
胫骨后肌
内踝
拇长屈肌
始于小腿背面，止于拇趾末节趾骨。
跟腱（阿基里斯腱）
屈肌支持带
趾长屈肌

图 2-1　足部肌肉和肌腱结构

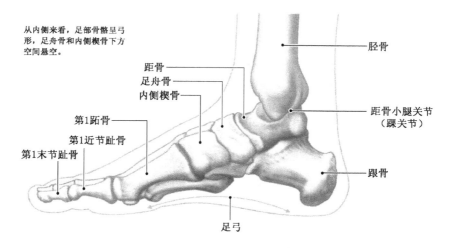

从内侧来看,足部骨骼呈弓形,足舟骨和内侧楔骨下方空间悬空。

胫骨

距骨
足舟骨
内侧楔骨

第1跖骨
第1近节趾骨
第1末节趾骨

距骨小腿关节
(踝关节)

跟骨

足弓

图 2-2　足部骨骼结构

2.1　水疱

2.1.1　症状

足球运动导致的足部水疱,往往不会伴随额外的损伤或损害。水疱最常出现于脚趾、脚后跟等与鞋袜密切接触的部位(图 2-3),时常伴有疼痛感。足球活动中,足部不仅仅要克服与球的碰撞,同时也要克服与鞋子或袜子的摩擦,这类运动方式极易导致皮下组织液渗出,从而形成泡状囊肿。刚刚出现时,水疱内液体往往清澈,有时会变为带血性水疱;若不做处理,仍坚持运动,则容易导致水疱破裂,变为开放性的创口。

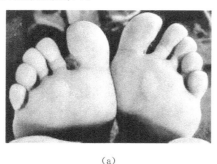
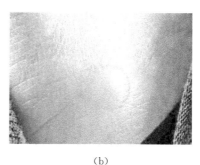

（a）　　　　　　　　　　　　　　　（b）

图 2-3　足部水疱

2.1.2 致伤原因原理

由于长时间的训练与竞赛,足部得不到充分的休息,足部皮肤与鞋、袜经常性摩擦引发水疱。这一损伤与糟糕的场地条件(图 2-4)、足球鞋袜的质量(图 2-5)、训练的时间和负荷强度等有着直接关系。

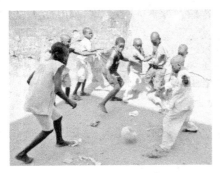

图 2-4　糟糕的场地条件

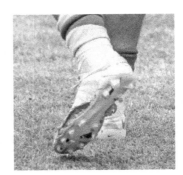

图 2-5　鞋子破裂

2.1.3 处理

假如球员提前知道足部可能与鞋子或袜子摩擦的位置,便可以使用特定的软膏对摩擦处皮肤进行保护,也可以通过绷带对摩擦部位进行防护(图 2-6)。平时,可以在容易起水疱的部位涂些凡士林油(图 2-7),或者在容易出汗的部位拍些痱子粉。倘若有异常脚型,应加气垫减少摩擦避免造成水疱。以上这些方法对于水疱的预防与水疱出现前的防护是非常高效的,但水疱一旦出现,这些方法的效果将大打折扣。对于水疱,最有效的处理是预防水疱的产生。这是因为,水疱的产生往往是可以进行预防与避免的。

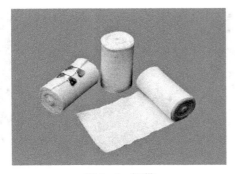

图 2-6　绷带

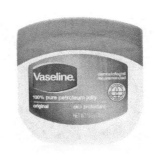

图 2-7　凡士林油

在水疱出现后,应立即停止运动。首先,要使用碘伏消毒水疱及周围皮肤。其次,如果水疱直径大于1厘米,使用经过消毒的针头在水疱边缘位置刺破水疱(图2-8),抽空水疱但不要破坏其上层皮肤。再次,排出其中液体后,用棉签把周围皮肤清洗干净,进行包扎避免感染。最后,贴上弹性绷带或者将垫片剪成中空椭圆形状贴于患处(图2-9)。几天后,待上层皮肤以下的皮肤完全生长好后,可以考虑将上层的死皮切除。

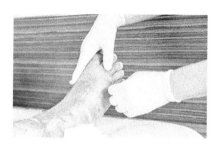

图 2-8　刺破水疱

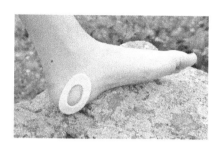

图 2-9　垫片处理

假如出现了开放性的创口,一定要停止加重该部位摩擦的运动,务必保持创口的清洁,并进行及时的消毒杀菌,避免感染情况的发生。最糟糕的情况是发生感染,应在可能的感染发生前及时赴医院,寻求专业处理。若发生感染,需要及时清洗创口,并使用抗菌药物治疗,并保证每天更换消毒敷料。

2.1.4　案例

2019年4月6日,中国足球超级联赛第4轮武汉卓尔与河南建业比赛,因武汉主场场地不达标而被迫推迟至5月8日进行,此事受到社会各界广泛关注与热议。下图为时任武汉队主教练李铁发布的卓尔主场场地照片(图2-10)。在如此场地踢

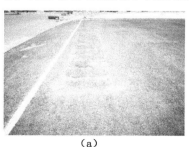

（a）

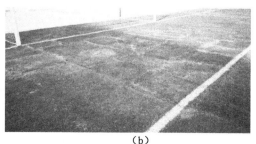

（b）

图 2-10　武汉卓尔主场草坪

球,显然与中国足球超级联赛的品牌不符,与中国足球超级联赛球员的身价不对等。从俱乐部投资规模与教练员、球员的身价来看,中国足球值得拥有更好的场地条件。

2.2 应力性骨折

足部结构极其复杂,又是人体承受体重与高强度运动负荷的最核心器官。运动中足部骨骼承受着来自多个方向的压力,骨折情况较为常见。为了便于读者理解足部复杂的骨骼结构,附上足部底面观的骨骼结构图(图2-11)。

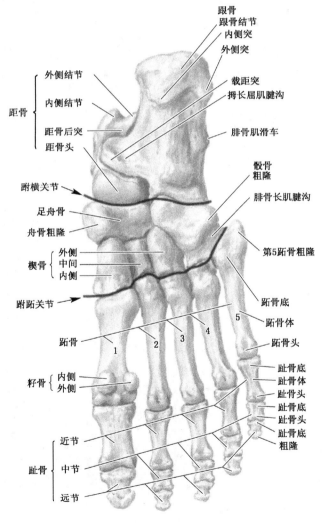

图2-11 足部骨骼结构(底面观)

足球项目的高对抗与高负荷,尤其是长时间、大量的运动特征,导致球员的足部往往长期得不到积极充分的休息,应力性骨折成为常见的损伤。足球运动中的跑、跳、变向等动作极易引发足部的应力性骨折。尤其是跗骨(跗骨是组成足的后半部的短骨,共有 7 块,即跟骨、距骨、足舟骨、骰骨和 3 块楔骨,约占足的后 1/3),有关的应力性骨折占到 25%,其中,足舟骨相关的应力性骨折最为常见。此外,对足球运动员而言,跖骨也是容易发生应力性骨折的部位(图 2-12)。常见的右足第一跖骨应力性骨折的 CT 图见图 2-13。

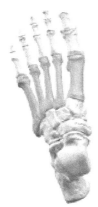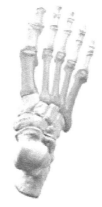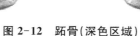

图 2-12　跗骨(深色区域)

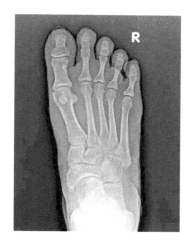

图 2-13　跖骨应力性骨折 CT 图

2.2.1　症状

足球运动员在训练和比赛时,如果发生骨折,足部有明显的急性疼痛发作。在充分休息后,疼痛会消失。但再次训练或比赛,疼痛会再次出现。这种由运动导致的急性足部疼痛往往存在应力性骨折的可能性。图 2-14 所示为足跟骨应力性骨折的 CT 图。

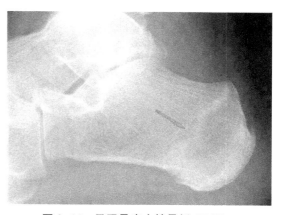

图 2-14　足跟骨应力性骨折 CT 图

2.2.2 致伤原因原理

足部的应力性骨折往往与地面的硬度过大、训练负荷的突然增加、穿着的鞋子不够舒适以及弹性不足等有直接关系。由于足球运动员长期的训练导致足部持续性承受负荷,足部往往难以获得充分的休息和恢复,疲劳累积到一定程度,当训练或比赛的量和强度突然增加时,或者是在过于坚硬的地面训练时,或穿着吸收冲击力不良的鞋子时,便容易引发应力性骨折。

更为关键的是,单脚的足骨包括跗骨 7 块、跖骨 5 块、趾骨 14 块,共由 26 块骨构成。如此复杂的足部骨骼结构虽保证了足部运动的灵活性,但也对运动时维持足部骨骼间的相对稳定提出了很高的要求,这也是足部容易发生损伤的重要原因。

2.2.3 紧急处理

足部的应力性骨折一旦出现,应立即停止运动,必要时需要依靠拐杖运动,避免患处的肢体负重 4～8 周。急性期(损伤发生初期)要注意休息,必要时进行石膏固定(图 2-15)或者手术治疗。

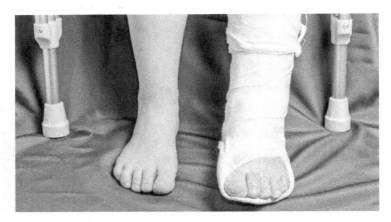

图 2-15 足跟骨折石膏固定

对于球员而言,最为重要的是恢复期内要在无负荷的情况下进行恢复性训练,可以采取水中训练(图 2-16)、功率自行车训练(图 2-17)等活动进行功能性康复训练。

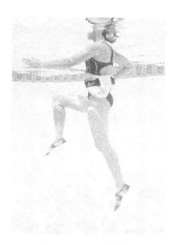

图 2-16　水中训练

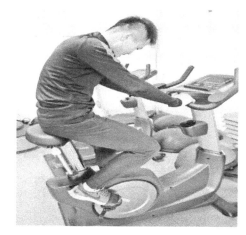

图 2-17　功率自行车训练

2.3　跖骨和趾骨骨折

跖骨和趾骨(急性)骨折是足球运动中经常发生的损伤。一般是由于非暴力动作,铲球、对脚、蹬踏等暴力性动作或是急停、急起、突然变向等爆发性扭力作用于足部引发的急性骨骼裂纹、断裂甚至粉碎性骨折情况。图 2-18、图 2-19 分别为第五跖骨骨折和拇趾趾骨骨折 CT 图。

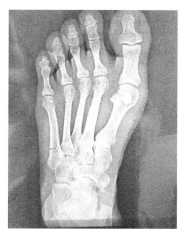

图 2-18　第五跖骨骨折 CT 图

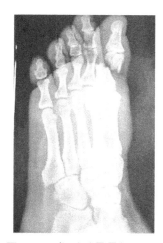

图 2-19　拇趾趾骨骨折 CT 图

2.3.1 症状

　　跖骨和趾骨骨折通常表现为损伤部位及周边的疼痛、肿胀，皮下迅速出血、变色或骨折导致的皮肤破裂，骨骼排列失序等情况。最终需要借助 X 射线确诊受伤的准确位置与类型。其中，足部 70% 的骨折涉及第五跖骨，而第五跖骨骨折中 80% 的骨折发生于基底部。图 2-20、图 2-21 分别为第五跖骨基底部骨折和右脚拇趾趾骨骨折 CT 图。

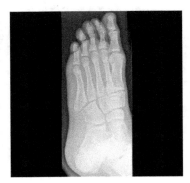 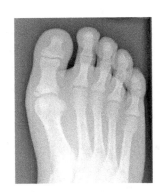

图 2-20　第五跖骨基底部骨折 CT 图　　图 2-21　右脚拇趾趾骨骨折 CT 图

2.3.2 致伤原因原理

　　跖骨和趾骨（急性）骨折往往是由于外力施加于脚背或脚趾导致。主要包括：足球比赛或训练中的暴力动作，如蹬踏（图 2-22）、铲球（图 2-23）；非恶意的足球犯规动作，如踩踏（图 2-24）；足球个人技术动作的错误运用，如踢球时脚趾碰撞地面（图 2-25）；正常的高负荷跑动变向以及对抗与拼抢，如急速变向（图 2-26）、对脚（图 2-27）等。

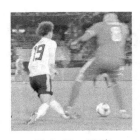 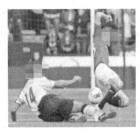 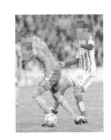

图 2-22　蹬踏　　　　　图 2-23　铲球　　　　　图 2-24　踩踏

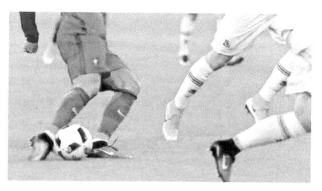

图 2-25　脚趾碰撞地面

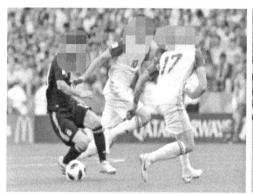

图 2-26　急速变向

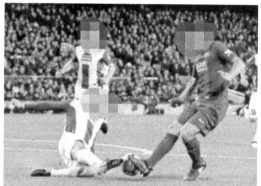

图 2-27　对脚

2.3.3　处理

　　跖骨和趾骨骨折较轻时,在一般情况下不会出现骨移位。如果损伤情况较轻,应先固定患处(图2-28),并立即实施冰敷或使用冷冻喷雾剂(图2-29)降温,并停止剧烈运动。随后立即送医检查,X射线确定损伤情况。若无明显移位,且轻微损伤时,可以考虑保守治疗,避免运动,直至疼痛消失,并控制好运动负荷,避免再次损伤。

　　如果损伤情况较重,应固定患处,并立即实施冰敷或使用冷冻喷雾剂降温,并立即送医治疗。若出现开放性骨折,需要对伤口进行清创,并及时止血,立即送医。

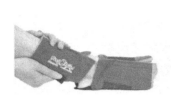
（a）

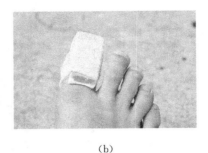
（b）

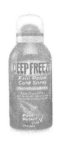

图 2-28　固定患处剂

图 2-29　冷冻喷雾剂

2.4　距骨结节延长及肥大

距骨是脚弓的顶部，上与胫骨远端的踝穴构成关节，下与跟骨的前关节面、中关节面和后关节面构成关节，前端与跗舟构成关节。整个距骨可分为前端的距骨头、后端的距骨体和中间凹陷的距骨颈三部分及其本身上、下、前、后、内、外共六个面（图 2-30）。

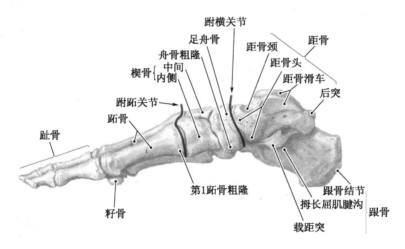

图 2-30　距骨结构（内侧面观）

2.4.1 症状

该损伤的症状有:感觉绷脚或立脚尖时脚后跟上方距骨附近疼痛;发力踢球时疼痛,跖屈(图2-31)活动受限。

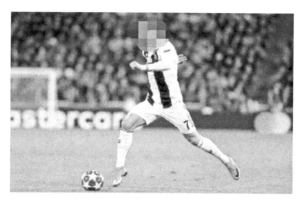

图2-31 足球运球中跖屈动作

2.4.2 致伤原因原理

距骨后结节延长,多为足反复内、外翻(图2-32)扭伤或受跟骨撞击损伤距骨关节(图2-33)软骨,引起继发性外结节唇样增生所致。

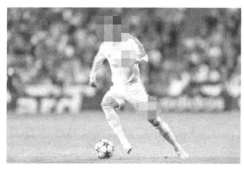
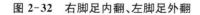

图2-32 右脚足内翻、左脚足外翻

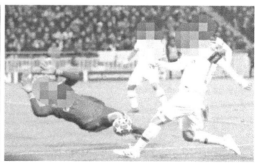

图2-33 左脚跟骨与距骨碰撞

同样,足球训练和比赛中,脚背正面或脚背内侧射门动作需要足部以跖屈(图2-34)完成,反复的跖屈动作会引起距骨后结节(PT)被胫骨后唇(T,图2-35)不断撞击,从而引发距骨后结节肥大。此外,反复的扭伤和韧带高负荷牵拉也容易导致距骨后结节肥大。

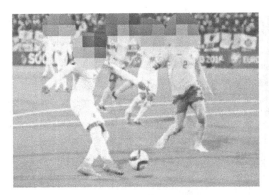

图 2-34　射门动作中的跖屈

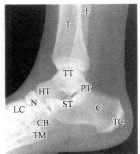

C—跟骨；CB—骰骨；F—腓骨；HT—距骨头；LC—外侧楔骨；N—足舟骨；PT—距骨后突；ST—跟骨在载距突；T—胫骨；TC—跟骨结节；TM—第5跖骨粗隆；TT—距骨滑车。

图 2-35　距骨后结节与胫骨后唇位置
（外侧面观）

2.4.3　处理

减少运动负荷，避免多次重复性损伤出现；训练与比赛结束后，要尽量做好放松，促进血液循环，消除疲劳；必要时采用理疗或手术治疗。

2.5　距舟关节创伤性关节炎

距舟关节创伤性关节炎一般是由距骨和舟骨的反复碰撞和摩擦，引起关节软骨退行性病变，逐渐形成边缘性骨赘，并刺激绒毛增生与增厚，引发炎症。或是由于突然性外力作用，导致距舟关节失稳，引发关节联合处的软骨损伤，若无良好的恢复，也容易发展成为关节炎。在足球运动中，距舟关节创伤性关节炎的损伤发生率在 0.3% 左右。

2.5.1　症状

足距舟关节上缘肿胀、隆起、压痛。早期，受距舟关节疼痛影响活动受限，运动时症状加重，休息后症状缓解。后期，距舟关节反复肿胀、疼痛，会出现活动受限、关节畸形、积液等情况。

2.5.2　致伤原因原理

足球运动中，频繁的前脚掌屈伸动作（图 2-36）以及急停、急起、跳跃、变向等动作引起骨与骨直接摩擦,足部负荷频繁、超负荷,长期无法获得良好的休息与恢复,或者突然受外来暴力动作极易造成创伤性关节炎。

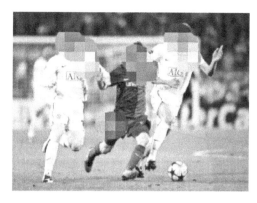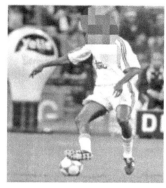

（a）　　　　　　　　　　　　（b）

2-36　足内翻背屈

2.5.3　处理

距舟关节创伤性关节炎在停止或降低大负荷运动的前提下,通常采用保守治疗。可以采用每日 1～2 次患处推拿按摩的方法进行治疗;也可运用理疗手段,对疼痛点进行物理干预,促进消肿和组织液吸收。

若损伤期间仍必须坚持运动,则可以运用绷带固定、加压保护(图 2-37),避免距舟关节的过度负荷,引发炎症加重。

待症状消失后,则要加强胫骨后肌肉、腓骨长肌、胫骨前肌、趾长伸肌的力量训练(图 2-38),并加强对距舟关节相关联韧带的牵拉训练。

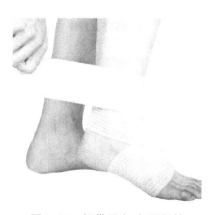

图 2-37　绷带固定、加压保护

2.5.4　预防性练习

1）仰卧做踝泵运动

将弹力带置于足底,克服弹力带阻力做跖屈(图 2-39)。

被细菌或白念珠菌感染所致。

2.6.3 处理

更换宽松的鞋子,在患甲下方放置消毒棉花或者纱布起到缓冲作用,使用碘伏进行消毒。情况严重者,进行患甲切除手术(图 2-42)。

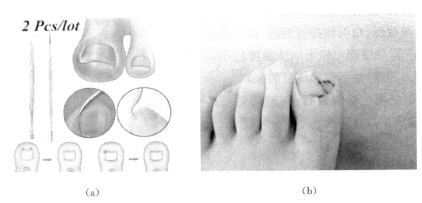

（a）   （b）

图 2-42　患甲切除手术

2.7　甲板下积血

2.7.1　症状

足趾甲下出血,形成黑色血肿(图 2-43)。

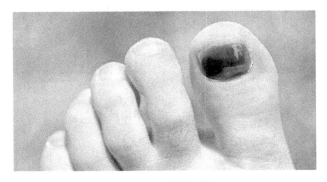

图 2-43　甲板下积血

2.7.2 致伤原因原理

甲板下积血一般是由于外部力量突然施加于脚趾部位所致。常见于足球暴力动作,如蹬踏;非恶意的足球犯规动作,如踩踏;个人技术动作的错误运用,如踢球时脚趾碰撞地面等。

2.7.3 处理

48 小时内,采用局部冰敷。可以先对局部皮肤消毒。然后,用皮试针头穿刺抽血(图 2-44),用胶布将末节脚趾由下至上做 U 形固定,同时做环形固定(图 2-45)。

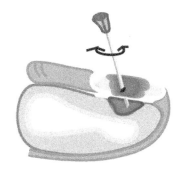

图 2-44 穿刺抽血

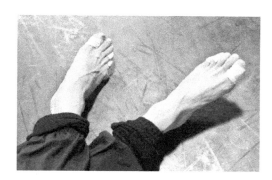

图 2-45 固定

一般情况下,若损伤情况不严重,无剧烈痛感,可以考虑正常训练。但在每次训练前,都要做好 U 形和环形固定。同时,要注意保持脚的清洁,及时修剪指甲。

2.8 跖腱膜损伤

跖腱膜是足底的深筋膜,起自跟骨结节,远端在足趾的近节趾骨,由纵行的纤维组成,对足底的肌肉、肌腱、血管、神经和关节起到保护作用(图 2-46)。足球项目中,跖腱膜损伤的发生率为 0.37%。

2.8.1 症状

症状有自觉起跑、起跳、落地时疼痛;跟骨结节前方压痛、肿胀,足被动背屈有牵扯痛(图 2-47);同时跖屈抗阻有明显痛感(图 2-48)。

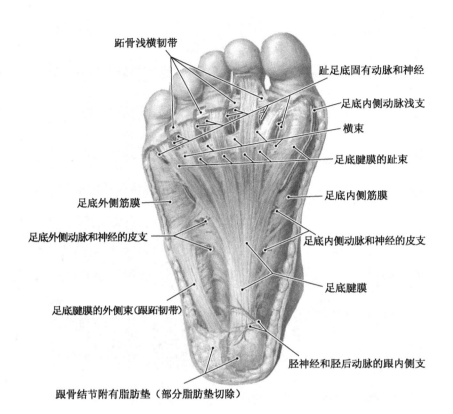

图 2-46　足底腱膜

跖骨浅横韧带
趾足底固有动脉和神经
足底内侧动脉浅支
横束
足底腱膜的趾束
足底内侧筋膜
足底外侧筋膜
足底内侧动脉和神经的皮支
足底外侧动脉和神经的皮支
足底腱膜
足底腱膜的外侧束（跟跖韧带）
胫神经和胫后动脉的跟内侧支
跟骨结节附有脂肪垫（部分脂肪垫切除）

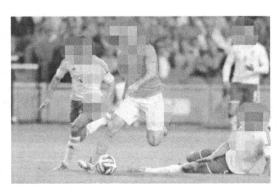

图 2-47　足球运动中足背屈

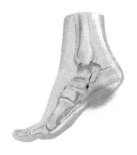

图 2-48　跖屈抗阻

2.8.2 致伤原因原理

多由足球运动中踝关节过度背屈动作导致（图 2-49），如冲刺、快速变向、急停急起、头球落地动作等。或是长期的足球训练导致的疲劳累积。

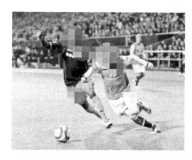 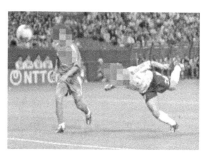

（a）　　　　　　　　　　　　（b）

图 2-49　足球运动中踝关节背屈动作

2.8.3 处理

损伤发生后，立即休息、冰敷。损伤后应避免大量或剧烈运动，借助热敷、推拿按摩等理疗手段处理，使患处充分放松，获得足够的休息与恢复。可以借助外敷药膏进行药物治疗。若必须要进行训练，应尽量避免大负荷和瞬间损伤脚的过度承重情况，并使用足弓支撑垫（图 2-50）或足弓保护带（图 2-51）或弹性绷带（图 2-52）进行固定保护，避免损伤加重。

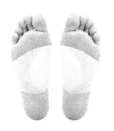 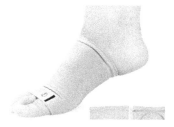 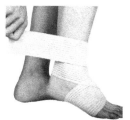

图 2-50　足弓撑垫　　**图 2-51　足弓保护带**　　**图 2-52　弹性绷带**

2.9　拇趾外翻

正常人的拇趾长轴与跖骨长轴形成约 15°夹角（拇外翻角）。第一、二跖骨间有 8°以内的夹角（跖骨间夹角）。如果拇趾倾斜超过了以上角度，并合并有拇囊炎疼痛，便可认为出现拇趾外翻（图 2-53）。

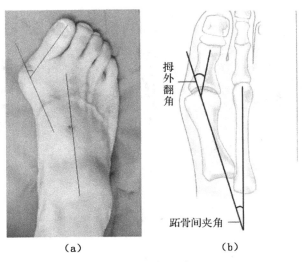

拇外翻角

跖骨间夹角

（a）　　　　　　　　（b）

图 2-53　拇趾外翻

2.9.1　症状

根据拇外翻的严重程度，可以将其分为几类（图 2-54）。较轻的情况下，为第一跖骨头部隆起处疼痛和肿胀、局部皮肤刺激所引起的发炎（B、C）；较为严重时，大拇趾可能与第二脚趾重叠，使翘起的脚趾肌力变弱，渐渐地站立时无法维持平衡、弯曲及稳定性，引起动作失衡（D）；更为严重的情况下，会引起脚底的肌腱与筋膜僵硬、发炎及尖刺般的压痛感，无法穿着鞋子，行走受限（E）。

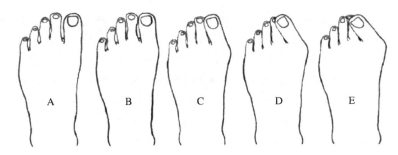

A　　B　　C　　D　　E

图 2-54　拇趾外翻类型

2.9.2 致伤原因原理

　　足球运动中,球员长期穿着狭窄的足球鞋,容易引起脚趾重叠、过度挤压,久而久之会引发拇趾外翻;另外,在运用脚背内侧踢球动作时,足部拇趾根部位置会受到球的冲击力,反复的冲击容易引发炎症和软组织改变,并进一步诱发拇趾外翻。

2.9.3 处理

　　拇趾外翻的非手术治疗主要包括:

　　(1)穿前足部宽松舒适或有专门鞋垫的鞋。

　　(2)对红肿的拇囊(图2-55)局部可采用外用药物或物理治疗以减轻症状。

　　(3)使用矫形支具(图2-56)。

　　(4)功能锻炼,增强足内在肌力等。

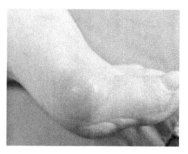

图2-55　红肿拇囊

　　但许多研究证实,拇趾外翻是一种进行性发展的畸形,保守治疗往往只能在畸形刚刚出现时,在一定程度上缓解症状,起不到根本性的治疗作用。故对于轻度畸形、症状不重的球员,可以采用一些保守治疗方法,观察疗效,并随时根据治疗情况调整方案,必要时还应尽早采用手术治疗,防止延误病情,加重畸形。

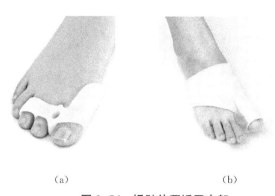

(a)　　　　　　　　　　　　　(b)

图2-56　拇趾外翻矫正支架

思考题:

1. 脚部产生水泡后,为了不耽误训练或比赛,应采取怎样的处理措施?

2. 为避免足部应力性骨折的发生,在日常的训练和比赛中应采取怎样的预防措施?

3. 足球活动中,导致距骨和趾骨骨折的常见原因有哪些?

4. 甲沟炎对足球活动有什么影响?

5. 甲板下积血情况一旦发生,会对足球活动产生怎样的影响?

6. 如何有效地避免拇趾外翻的发生?

3 踝部损伤与处理

　　踝关节是人体在运动中首先与地面接触的主要负重关节,也是日常生活和体育运动中较易受损伤的关节之一。踝关节周围韧带在保持踝关节的稳定性中发挥着重要作用,因而较易受到损伤。踝关节扭伤的发生率约占所有运动损伤的40%。为了便于理解,附上踝关节韧带、腱鞘结构图(图3-1)。

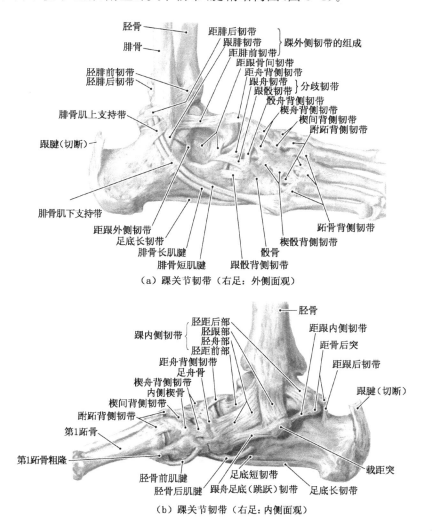

胫骨
腓骨
胫腓前韧带
胫腓后韧带
腓骨肌上支持带
跟腱(切断)
腓骨肌下支持带
距跟外侧韧带
足底长韧带
腓骨长肌腱
腓骨短肌腱

距腓后韧带
跟腓韧带 　踝外侧韧带的组成
距腓前韧带
距跟骨间韧带
距舟背侧韧带
跟舟韧带 　分歧韧带
跟骰韧带
骰舟背侧韧带
楔间背侧韧带
跗跖背侧韧带

距骨背侧韧带
楔骰背侧韧带
骰骨
跟骰背侧韧带

(a) 踝关节韧带 (右足:外侧面观)

踝内侧韧带 { 胫距后部 / 胫跟部 / 胫舟部 / 胫距前部 }
距舟背侧韧带
足舟骨
楔舟背侧韧带
内侧楔骨
楔间背侧韧带
跗跖背侧韧带
第1跖骨
第1跖骨粗隆
胫骨前肌腱
胫骨后肌腱
跟舟足底(跳跃)韧带
足底短韧带
足底长韧带

胫骨
距跟内侧韧带
距骨后突
距跟后韧带
跟腱(切断)
载距突

(b) 踝关节韧带 (右足:内侧面观)

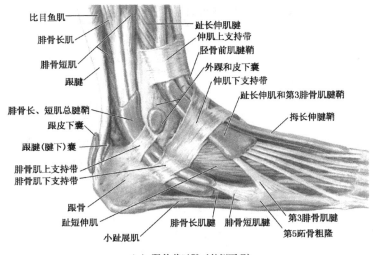

比目鱼肌
腓骨长肌
腓骨短肌
跟腱
腓骨长、短肌总腱鞘
跟皮下囊
跟腱（腱下）囊
腓骨肌上支持带
腓骨肌下支持带
跟骨
趾短伸肌
小趾展肌

趾长伸肌腱
伸肌上支持带
胫骨前肌腱鞘
外踝和皮下囊
伸肌下支持带
趾长伸肌和第3腓骨肌腱鞘
拇长伸腱鞘

第3腓骨肌腱
第5跖骨粗隆

腓骨长肌腱
腓骨短肌腱

（c）踝关节腱鞘（外侧面观）

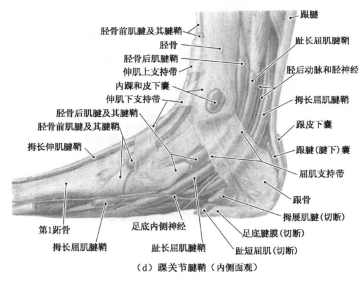

胫骨前肌腱及其腱鞘
胫骨
胫骨后肌腱鞘
伸肌上支持带
内踝和皮下囊
伸肌下支持带
胫骨后肌腱及其腱鞘
胫骨前肌腱及其腱鞘
拇长伸肌腱鞘

第1跖骨
拇长屈肌腱鞘
足底内侧神经
趾长屈肌腱鞘
趾短屈肌（切断）
足底腱膜（切断）
拇展肌腱（切断）
跟骨
屈肌支持带
跟腱（腱下）囊
跟皮下囊
拇长屈肌腱鞘
胫后动脉和胫神经
趾长屈肌腱鞘
跟腱

（d）踝关节腱鞘（内侧面观）

图 3-1　脚踝韧带、肌腱结构

3.1　跟腱断裂

跟腱（Achilles Tendon）是人体最粗、最坚固的肌腱之一（图 3-2），也是人体最常发生断裂的肌腱之一。普通人中损伤发生率为 0.018%，普遍发生在经常参与体育运动的中年男性群体和老年女性群体。相关研究表明,男性往往更容易发生急性跟腱断裂。

　　跟腱本身具有一定的延展弹性,在剧烈运动时,跟腱承受的张力往往超过其生理可延展性,可导致肌腱内部胶原的微小损伤及无菌性炎症,如果缺乏足够的时间让其自身修复,反复的超生理张力作用可以引起跟腱的强度降低,最终导致跟腱断裂发生。

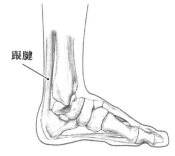

图 3-2　跟腱

　　在足球类高负荷、高对抗运动项目中,反复的跑动、跳跃以及突然的变向、加速等动作,致使跟腱往往需要承受长时间的反复牵拉负荷或牵引力突然骤增的爆发性拉伸负荷,球员长时间无法获得足够的休息与恢复,必然引发跟腱损伤高发的现象。

3.1.1　症状

　　跟腱断裂常常伴有"咔嚓"声,通常球员会误认为是被对手踢到,随后出现足后跟剧烈的疼痛感。受伤球员无法用受伤腿脚尖着地,跖屈受限,一侧的踝关节跖屈力量明显下降,感到小腿肌肉无力,不能迈大步走。跟腱完全断裂的术前见图 3-3。

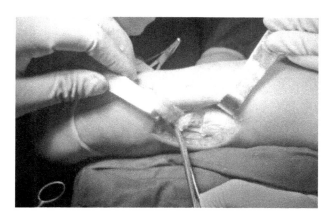

图 3-3　跟腱完全断裂

　　当用单手指在跟腱一侧触诊时,手指沿着跟腱从跟骨一直向上,会突然触及断裂部位的跟腱消失。继续向上,在断裂近端2~3厘米处跟腱又出现。跟腱缺失部位最后会被血液和渗出液填满,皮肤上将出现青紫。

3.1.2　致伤原因原理

跟腱断裂是足球项目的常见损伤,多出现于球员做急停或急起[图 3-4(a)]、突然转向[图 3-4(b)]、落地或遭受暴力动作犯规[图 3-4(c)]时。尤其是在快速转换方向和快速反应性起跳时,更容易发生。当长期训练导致疲劳累积而无法得到有效恢复的时候,也容易引发跟腱断裂。

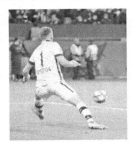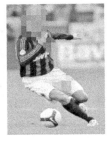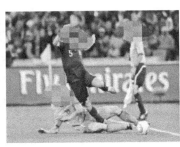

　　（a）急停或急起　　　　（b）突然转向　　　（c）落地或遭受暴力动作

图 3-4　足球运动中易于引发跟腱断裂的动作

3.1.3　处理

一旦发生跟腱断裂,要立即停止一切运动,禁忌走路,避免损伤进一步加重,并进行固定,使跟腱受力最少,局部冰敷(图 3-5),口服消炎止痛药。若必须行走,需要借助外力或拐杖(图 3-6),以避免伤腿负重,并立即打电话联系医疗救助,进行手术治疗。图 3-7 为跟腱断裂术后 2 个月恢复情况。

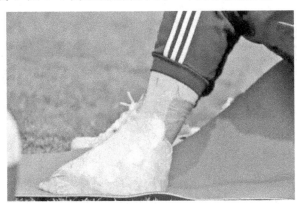

图 3-5　冰敷

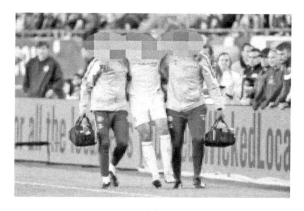
（a）

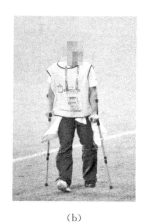
（b）

图 3-6　外力或拐杖协助

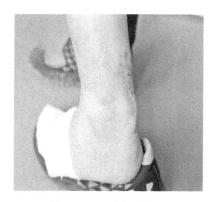

图 3-7　跟腱断裂术后

3.1.4　Thompson 试验

Thompson(汤普森)试验(图 3-8)是用于测试跟腱完整性的有效方法。紧捏小腿三头肌时,如果跟腱只有部分断裂,踝关节就会出现跖屈。如果跟腱完全断裂,踝关节便无动作。Thompson 试验因操作简单,方便易行,在跟腱完整性测试中被广泛采用。

3.1.5　案例：贝克汉姆跟腱断裂

2010 年 3 月 15 日,意大利足球甲级联赛第 28 轮 AC 米兰队主场对阵切沃队。比赛进行至第 89 分钟,贝克汉姆在无人防守,无任何对抗的条件下,静止状

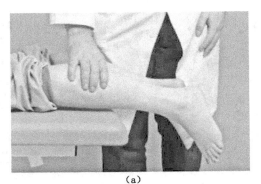

(a)

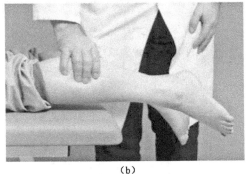

(b)

图 3-8　Thompson 试验

态做接球动作,转身欲运球向前时,突然停止,以右腿蹦跳下场。经队医诊断为左脚跟腱断裂(图 3-9)。贝克汉姆跟腱断裂时,无任何对抗与防守,对其而言,运球转身动作也相当普通。几乎无人会认为伤情严重到跟腱断裂的程度,但为何会造成如此严重的损伤? 这可能与其 35 岁的年龄以及数十年长期高负荷训练与比赛对跟腱形成的疲劳累积有关。

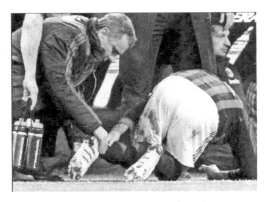

图 3-9　贝克汉姆跟腱断裂

3.2 踝关节外侧韧带损伤

踝关节内侧韧带要比关节外侧韧带粗壮有力,因此,踝关节损伤往往以踝关节外侧韧带损伤最为常见。踝关节外侧韧带由距腓前韧带、距腓后韧带、跟腓韧带3条韧带构成(图3-10)。外侧副韧带中距腓前韧带起自外踝前面,向前内侧行,止于距骨颈。韧带界限清楚,呈扁平状,宽6～8厘米,长约2厘米。距腓后韧带是3条,韧带中最宽大的一条呈三角形,起自外踝后面,向后内侧行,止点较宽,附于距骨滑囊后缘。跟腓韧带为关节囊外组织,起自外踝尖端,止于跟骨外侧面,腓骨结节的后上方。

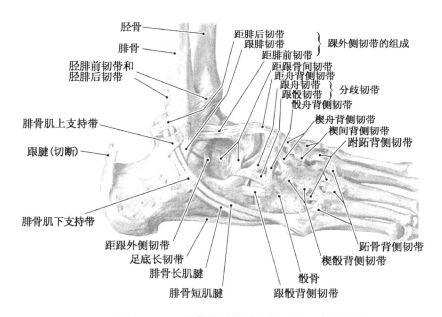

图 3-10 踝关节外侧韧带结构(右足:外侧面观)

正常情况下,距腓前韧带最易受到损伤(大约50%的急性踝关节扭伤是单独的距腓前韧带断裂)。一旦距腓前韧带断裂,跟腓韧带有可能也随之断裂,极少情况下(约1‰)3条韧带同时损伤。在足球项目中,踝关节外侧韧带损伤发生率在7.1%,是最为常见的运动损伤。

3.2.1　症状

症状表现为踝关节外侧疼痛、肿胀、有瘀血，走路时跛脚，行走受限。倘若压痛点在外踝前下方，为距腓前韧带损伤；在外踝尖偏后下一横指为跟腓韧带损伤，在外踝尖与跟骨间为距腓后韧带损伤。按压损伤位置时，往往有积血，常伴有波动感。

3.2.2　致伤原因原理

球员在剧烈运动时，由于需要不停地调整身体的位置、方向、高度，需要脚下以高频率进行支撑[图 3-11(a)]、移动、变向[图 3-11(b)]、跳跃等动作或是被蹬踏[图 3-11(c)]、被绊身体失去重心[图 3-11(d)]、对脚[图 3-11(e)]时，极易造成踝关节韧带的扭伤或断裂。从扭伤类型来看，一般可分为内扭伤或外扭伤。内扭伤是脚踝过度内翻造成的外侧韧带的损伤；外扭伤是脚踝过度外翻造成的内侧韧带扭伤。内扭伤的发生率是外扭伤的 5 倍以上。此外，若踝关节稳定性薄弱，也易导致踝关节过度内翻（崴脚）损伤韧带。长期习惯性崴脚是足球运动中经常发生的损伤，对球员的运动能力影响极大。

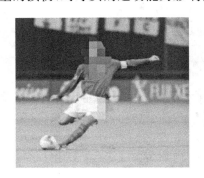

（a）支撑

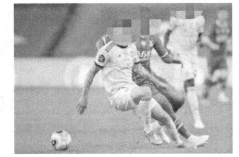

（b）变向

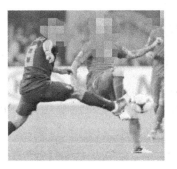

（c）蹬踏

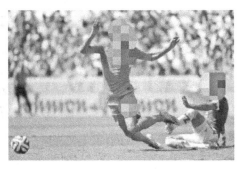

（d）失去重心

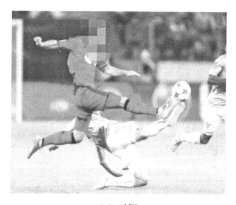

（e）对脚

图 3-11　足球运动中踝关节外侧韧带致伤情况

3.2.3　处理

　　急性期遵循 PRICE 处理原则。立即停止运动，避免受伤部位负重，冰敷，加压包扎（图 3-12）以减少患部内出血，并抬高患肢。后期可用石膏或者支具对伤处进行固定（图3-13）。若损伤严重，则需要及时就医手术。

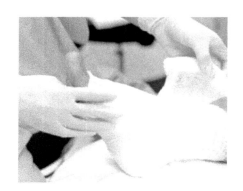

图 3-12　加压包扎

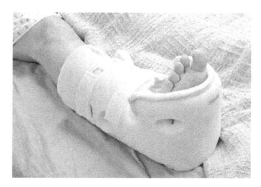

图 3-13　支架固定

3.2.4　预防训练

　　由于踝关节扭伤是足球运动中的最常见损伤，因此，做好预防比损伤后的处理更为重要！这同样适用于任何运动损伤。对于曾有踝关节损伤史的球员而言，再度损伤的风险非常高。国外的研究表明：再发性踝关节损伤的发病率是无踝关节损伤史球员的 4～10 倍。倘若损伤球员在 6～12 个月内未获得充分康复,二次损伤的风险会急剧上升。

有效的预防措施主要包括:增强踝关节周围肌肉力量与韧带强度的相关训练,如加强踝关节背屈[图 3-14(a)]、跖屈[图 3-14(b)、(c)]、足尖走或提踵[图 3-14(d)]、抗阻内外展[图 3-14(e)、(f)]练习等,增强踝部的稳定性。佩戴合适护具,熟练掌握运动的技术动作。需要强调的是,练习的方法千变万化,最有效的方法是长期坚持进行踝关节稳定性的训练。

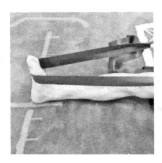
(a) 背屈

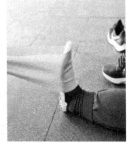
(b) 跖屈

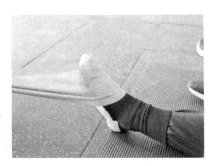
(c) 跖屈

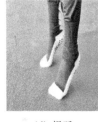
(d) 提踵

(e) 抗阻内展

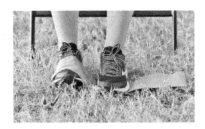
(f) 抗阻外展

图 3-14　增加踝关节韧带力量的练习

1) 骑行功率自行车

使用功率自行车,小负荷,快速骑行。开始时用脚后跟放在脚蹬上,骑行中,脚后跟逐渐后移过渡到脚前掌,使踝关节主动活动。

2) 重心转移与转换

两脚分开略宽于肩,两腿直立支撑,两手叉腰,做左右的摆动。身体重心在左右腿转换。

3) 脚掌支撑提踵

脚掌支撑提踵见图 3-15。

4）神经肌肉功能训练

单腿直立支撑平衡练习，要注意开始的动作；控制好足、膝关节与髋关节。单腿直立支撑，两手叉腰保持身体平衡。闭上双眼或者用转移注意力的方法增加练习难度（图 3-16）。地面从软的表面换到硬的表面来增加练习的难度。

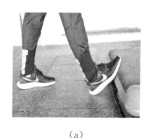
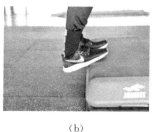
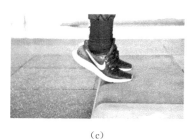

（a）　　　　　　　　　　（b）　　　　　　　　　　（c）

图 3-15　脚掌支撑提踵

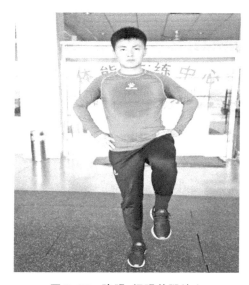

图 3-16　睁眼、闭眼单腿站立

3.3　踝关节内侧韧带损伤

踝关节内侧韧带指的是三角韧带，包括胫舟韧带、胫跟韧带、胫距韧带（图 3-17），是关系踝关节内侧稳定性的主要韧带结构，对于维持距骨的正常位置，防止其外翻脱位至关重要。

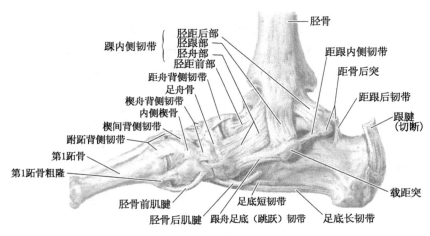

图 3-17　踝关节内侧韧带结构(右足:内侧面观)

3.3.1　症状

症状为踝关节内侧周围疼痛、肿胀、有瘀血,走路跛行,行动受限制。若内踝周围肿胀,压痛在内踝下方,为胫跟韧带损伤;痛点向后,则为胫距韧带损伤;痛点在前下方,则为胫舟韧带损伤。按压损伤位置积血,常伴有波动感。断裂部位往往有凹陷,踝关节外翻不稳定。

3.3.2　致伤原因原理

足球运动员在快速带球或跑动时,因为防守队员的突然伸脚断球[图 3-18(a)]或拦截动作[图 3-18(b)]或身体失去重心[图 3-18(c)],支撑脚落地时足外展或外翻容易导致三角韧带损伤。

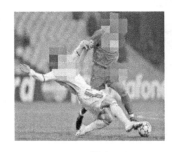
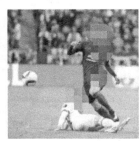
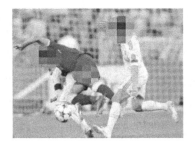

（a）断球　　　　　　　　（b）拦截　　　　　　　　（c）失去重心

图 3-18　足球运动中踝关节内侧韧带致伤情况 1

或者球员在脚弓传球[图 3-19(a)]时,踝关节力量不足,容易导致三角韧带突然受力,过度牵拉,从而引发三角韧带损伤。当球员的足弓受外力碰撞时,如对脚拼抢球[图 3-19(b)]、铲球[图 3-19(c)]甚至暴力动作[图 3-19(d)]时,容易发生三角韧带损伤。

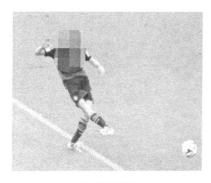

（a）脚弓传球

（b）对脚拼抢球

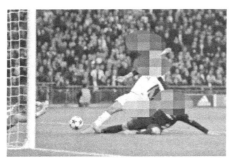

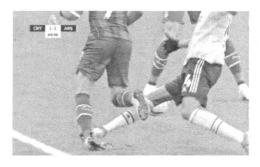

（c）铲球

（d）暴力动作

图 3-19　足球运动中踝关节内侧韧带致伤情况 2

3.3.3　处理

首先,应了解损伤的情况是轻度、中度,还是重度。轻度损伤时,韧带受损较轻,一般无明显肿胀,运动中有痛感。重度损伤为韧带完全性断裂。一般而言,损伤发生时,应立即停止运动,避免受伤部位负重,冰敷。中度和重度损伤时,要加压包扎(图 3-20)以减少患部内出血,并抬高患肢。后期可用石膏或者支具对伤处进行固定。

伤情严重者应在条件允许的情况下,及时手术治疗。

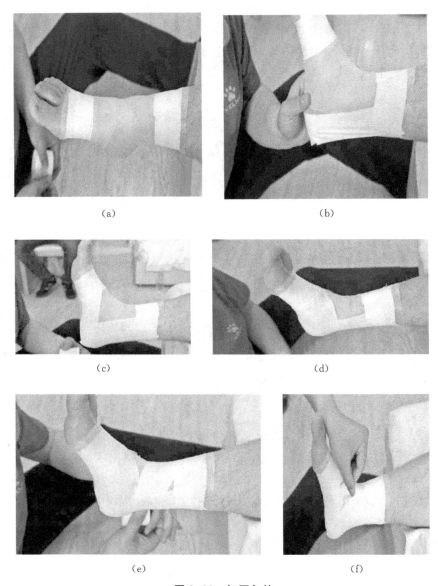

（a）   （b）
（c）   （d）
（e）   （f）

图 3-20　加压包扎

3.3.4　训练与康复

伤情较轻者,伤后 24 小时可以进行踝关节主动背屈和跖屈练习,每天 200～400 次,可分组进行。

1）深蹲

伤后 24 小时,如双足站立无明显疼痛,应开始练习深蹲起(图 3-21),每次练习 20～50 次,每 8 小时练习一次。主要发展股四头肌、臀大肌和腘绳肌等。

以直立姿势正常站位,双手垂于体前。①屈髋屈膝下蹲,直至大腿与地面平行,双臂伸直前平举;②快速站起,回到起始姿势,重复规定次数。

指导要点:①保持挺胸直背,腹部收紧;②膝关节不要超过脚尖或内扣,脚跟不要抬离地面;③保持脚尖方向竖直向前。

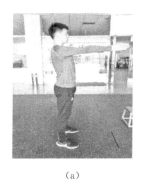 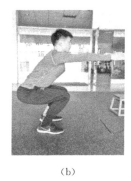 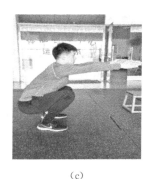

　　　(a)　　　　　　　　　(b)　　　　　　　　　(c)

图 3-21　深蹲

2）动态拉伸—直腿—小腿拉伸

(1)动作功能:牵拉腓肠肌。

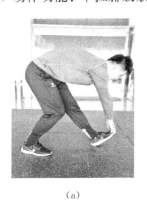 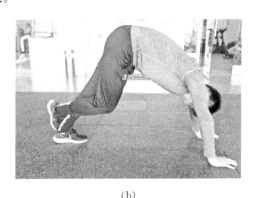

　　　　(a)　　　　　　　　　　　　　(b)

图 3-22　动态拉伸—直腿—小腿拉伸

(2)动作要点

具体见图 3-22。

① 呈俯手撑姿,双手伸直撑于地面,左腿伸直,脚尖撑地,右腿屈膝,右脚搭

于左边小腿上；

②　始终保持左腿伸直状态,左侧脚后跟缓慢着地,直至腓肠肌有中等程度牵拉感；

③　保持 2 秒后回到起始姿势,重复动作至规定次数,对侧亦然。

3）平衡球练习

双脚站在平衡球上,做蹲起练习。要求动作较慢,注意维持平衡。可持重物增加难度。单腿蹲起,有较大的难度,可以先在别人帮助下进行(提供轻微支撑)。见图 3-23。

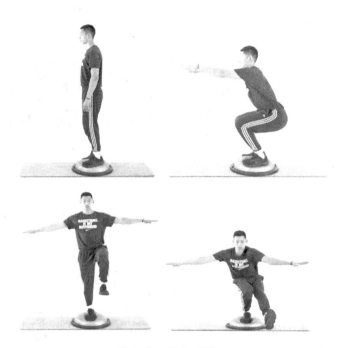

图 3-23　平衡球练习

3.4　足球踝(踝关节骨性关节炎)

3.4.1　症状

足球踝即踝关节骨性关节炎,又称增生性、肥大性或退行性踝关节炎。足球踝分为原发性和继发性两种。前者是由于关节软骨变性和关节遭受慢性损伤所致,与遗传和体质因素也有一定关系。后者可继发于先天或后天关节畸形、损伤和炎症之后。研究表明,足球运动员踝关节骨性关节炎的发生率为1.78%。

足球运动中经常采用的踢球、射门动作极易引发足球踝。表现为距骨前侧的疼痛。疼痛与活动有关,极度的背屈(图3-24)常能够诱发疼痛,疼痛一般是在运动开始和终止时发生。在亚急性期(发病后2～4周之内),用力背屈后开始疼痛,可能是该部位出血和炎症引起的。该部位不一定马上会有触痛。

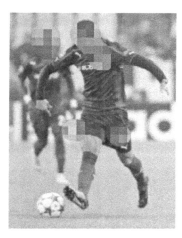

图3-24 足球运动中足背屈

3.4.2 致伤原因原理

踝关节经常性的过度背屈、跖屈、内翻及外翻,使胫骨前唇与距骨颈,胫骨后唇与距骨后突,胫骨下关节面与距骨上关节面反复碰撞、挤压,导致软骨或骨组织的慢性劳损。

足球运动员踢球时反复用力跖屈(脚背正面或脚背内侧射门,图3-25),或是球员踢球、射门时,因技术动作错误导致脚趾触及地面,会造成前关节囊出现裂口,这是导致踝关节骨性关节炎的主要原因之一。此外,在踢球时过度背屈引起胫骨和距骨前侧的挫伤,长期反复损伤会导致胫骨外和距骨生长出骨疣,骨疣进一步引发对关节囊的撞击,从而诱发踝关节骨性关节炎。这种情况下,在胫骨前有时能够看到骨赘(图3-26)的形成,使距骨出现一个下陷,此为反复"摩损"所致。

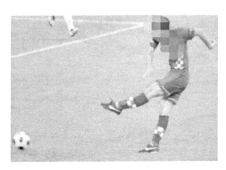
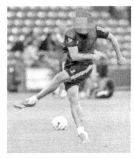

(a)   (b)

图3-25 射门跖屈动作

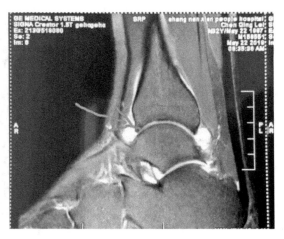

图 3-26　胫骨前骨赘

3.4.3　处理

在失稳引起撞击症状的足球踝损伤案例中,可以采用踝关节胶带固定或者使用矫形器的办法(图 3-27),最大限度地减轻症状。

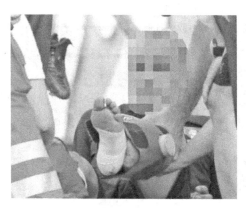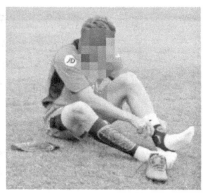

（a）　　　　　　　　　　　　　　　　　（b）

图 3-27　足球踝固定

症状较轻时,可以通过冰疗、改变训练负荷及休息进行自我治疗。

在亚急性损伤案例中,可以通过抗炎药物治疗。如果 X 射线显示有明显的骨赘,应由骨科医生检查,决定是否需要手术切除。

3.4.4 预防训练

训练前应做好踝关节的准备活动,并用 7.5～8 厘米宽的绷带将踝关节外翻位 8 字包扎(图 3-28)。球员进行背屈、跖屈训练,加强踝关节稳定性和柔韧性及力量训练。

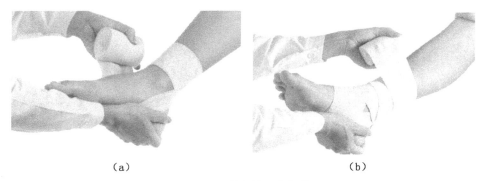

| (a) | (b) |

图 3-28 外翻位 8 字包扎

3.5 踝关节周围创伤性腱鞘炎和滑膜炎

腱鞘是位于长肌腱周围,经过关节和骨隆起处,由两层结缔组织膜构成的双层鞘管。其内层覆盖于肌腱的表面,外层附着于肌腱周围的韧带和骨面上,两层之间有滑液,由此形成的"骨-纤维性隧道",可以减少肌腱活动时的摩擦和防止肌腱被拉时向侧面滑移。

滑膜是关节囊的内层,由疏松结缔组织组成,是组成关节的主要结构之一。因此,所有的滑膜病变都发生于关节部位,滑膜炎是发生在关节内滑膜组织的一种炎性病变。踝关节滑膜炎的发生率仅次于膝关节,位居第二位。

3.5.1 症状

发生腱鞘炎和滑膜炎时,踝关节周围肿胀、隆起、不适,严重者发力时疼痛、无力、活动受限。当球员将踝关节相关肌肉、肌腱被动抗阻拉伸时,严重者可见囊形或管形物,伴有张力、波动。肌腱紧张压痛试验阳性(图 3-29);松弛压痛试验则减轻或消失。

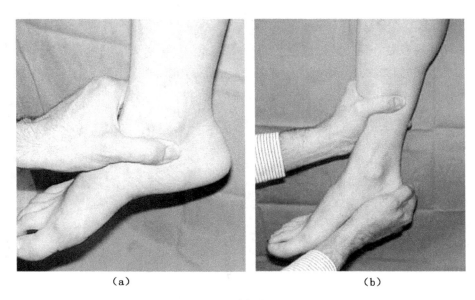

（a）　　　　　　　　　　　　（b）

图 3-29　肌腱紧张压痛试验

3.5.2　致伤原因原理

踝关节周围韧带、肌腱多,其活动范围和负荷量非常大,并且足球运动中崴脚或踝关节的反复跖屈、背屈导致关节面受损情况经常发生,踝关节韧带、腱鞘、肌腱、关节囊和骨之间的频繁摩擦呈常态化,极易引发腱鞘炎和滑膜炎。

3.5.3　处理

可用揉法、揉捏法、压法、叩击法、弹拨法对滑膜、腱鞘相关肌肉进行放松;对滑膜、腱鞘的局部采用指法进行按摩。对较大的滑囊可设法强行推破,破口应向下以利引流,加压包扎1~2周。滑囊较为明显的,可采用消毒、针刺引流排出(图3-30),并加压包扎1~2周。

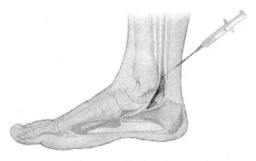

图 3-30　针刺引流

3.5.4 预防训练

可参加正常训练,但踝关节局部负荷量应减少,增加关节肌肉伸展和关节柔韧性训练。踝关节稳定性与柔韧性的几个练习见图3-31。

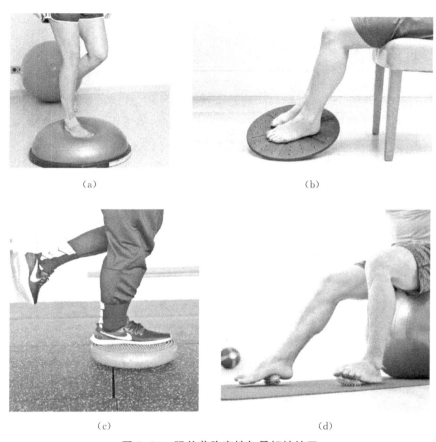

（a）　　　　　　　　　　　　　　（b）

（c）　　　　　　　　　　　　　　（d）

图 3-31　踝关节稳定性与柔韧性练习

思考题:

1. 足球活动中,哪些是造成跟腱断裂的常见情况?

2. 跟腱断裂的常用诊断手段有哪些?

3. 踝关节内外侧韧带损伤的预防性措施有哪些?

4. 如何有效预防足球踝?

4 小腿损伤与处理

4.1 肌肉拉伤

肌肉损伤分为挫伤和拉伤。挫伤是直接伤害导致（如铲球铲到小腿后侧腓肠肌、比目鱼肌），是肌肉组织受到外力及其下方的骨骼挤压引起的损伤。小腿肌肉拉伤一般是比目鱼肌和腓肠肌的不完全撕裂。小腿肌肉和肌腱的连接处是最为常见的拉伤位置。小腿部肌肉、韧带结构示意图见图 4-1。

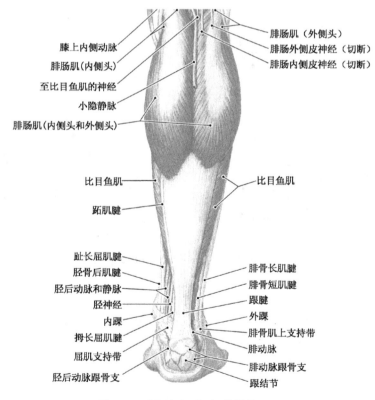

膝上内侧动脉
腓肠肌（内侧头）
至比目鱼肌的神经
小隐静脉
腓肠肌（内侧头和外侧头）
腓肠肌（外侧头）
腓肠外侧皮神经（切断）
腓肠内侧皮神经（切断）
比目鱼肌
跖肌腱
比目鱼肌
趾长屈肌腱
胫骨后肌腱
胫后动脉和静脉
胫神经
内踝
拇长屈肌腱
屈肌支持带
胫后动脉跟骨支
腓骨长肌腱
腓骨短肌腱
跟腱
外踝
腓骨肌上支持带
腓动脉
腓动脉跟骨支
跟结节

图 4-1　小腿部肌肉、韧带结构

4.1.1　症状

　　肌肉拉伤后,球员拉伤部位会出现剧烈疼痛(图 4-2)。开始时,触及损伤位置往往会感觉到缺损,但随着血液和组织液的填充,后续将无法触及缺损。一般会出现局部肿胀或皮下出血,球员活动明显受到限制。

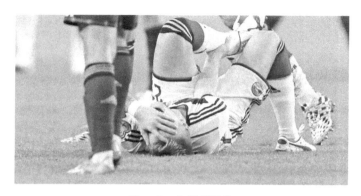

图 4-2　小腿部拉伤

4.1.2　致伤原因原理

　　肌肉拉伤是足球运动员在踢球或者快速制动、启动或变向时,肌肉在运动中急剧收缩或过度牵拉引起的损伤。

4.1.3　处理

　　遵循 PRICE 原则。冰袋冰敷(图 4-3)患处 20 分钟,对患肢进行固定,对伤处进行加压包扎(图 4-4),抬高患肢防止肿胀。伤情严重者需立即联系就医。只有

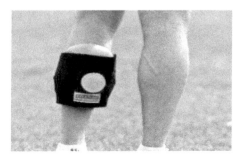

图 4-3　冰敷

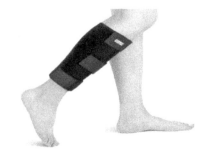

图 4-4　加压包扎固定

当双侧小腿的活动范围对称,活动时疼痛感消失,肌肉力量恢复正常后,才可以进行后续的正常训练比赛。

通常情况下,肌肉拉伤若为肌肉间出血,恢复期在 4 周内;若为肌肉自身出血,则恢复期在 8~12 周之间。

4.1.4　预防训练

预防肌肉拉伤最常见的练习是泡沫轴单侧小腿放松(图 4-5)。

坐在垫上,将泡沫轴放在小腿靠近踝关节的下方,双臂撑于身体的后方,背部平直,腹肌收紧;双手推地带动身体移动,使泡沫轴从小腿踝关节后侧至膝关节后侧间来回滚动;在肌肉酸痛点停留 30~60 秒。

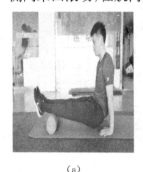 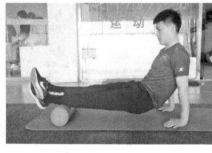 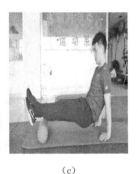

　　　　(a)　　　　　　　　　　　　(b)　　　　　　　　　　　　(c)

图 4-5　泡沫轴单侧小腿放松

4.2　胫骨骨折

胫骨是人体下肢小腿最粗壮的骨骼,胫骨骨折是足球运动中最常见的骨折之一。胫骨下 1/3 略呈方形。胫骨的中下 1/3 交界处是棱形和方形骨干的移行处,为骨折的易发部位。胫骨的基本结构见图 4-6。

4.2.1　症状

胫骨粗隆和胫骨骨折症状包括急性的剧烈疼痛以及可能的排列不齐或骨刺穿皮肤,伴随局部迅速肿胀。疲劳性胫骨骨折往往自觉小腿疼痛,运动量和强度增大时,疼痛明显,休息后会有好转。胫骨中段骨折在 CT 中清晰可见(图 4-7),非常容易做出判断。

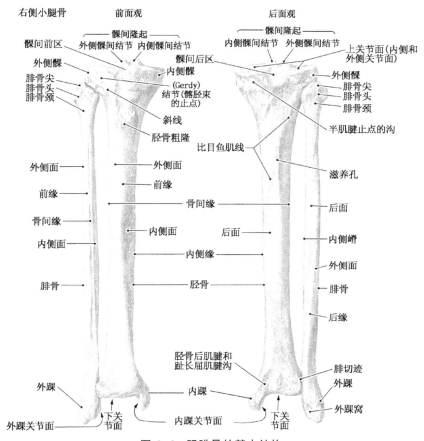

右侧小腿骨　　前面观　　　　　后面观

髁间隆起
外侧髁间结节　内侧髁间结节
髁间前区
外侧髁
腓骨尖
腓骨头
腓骨颈
(Gerdy)结节(髂胫束的止点)
斜线
胫骨粗隆
外侧面
前缘
骨间缘
内侧面
腓骨
外踝
外踝关节面
下关节面

髁间隆起
内侧髁间结节　外侧髁间结节
髁间后区
内侧髁
上关节面(内侧和外侧关节面)
外侧髁
腓骨尖
腓骨头
腓骨颈
半肌腱止点的沟
比目鱼肌线
滋养孔
后面
内侧嵴
外侧面
腓骨
后缘
腓切迹
外踝
外踝窝

外侧面
前缘
内侧面
后面
内侧缘
胫骨
胫骨后肌腱和趾长屈肌腱沟
内踝
内踝关节面
下关节面

图 4-6　胫腓骨的基本结构

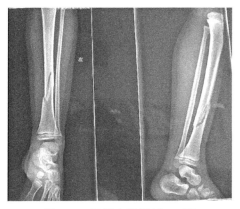

图 4-7　胫骨中段骨折 CT 图

4.2.2 致伤原因原理

足球运动当中,通常是由于对抗条件下的剧烈暴力动作导致胫骨骨折,比如背后铲球、蹬踏等恶意或非恶意却无法控制的动作(图4-8)。此外,由于足球运动高负荷运动特征,小腿肌肉拉扯胫骨导致胫骨曲度和胫腓间距改变,长期无法获得有效的恢复,累积可形成疲劳性的胫骨骨折损伤。胫骨骨折分为高能量和低能量致伤。足球运动中的胫骨骨折多为高能量,骨折线多呈横断形或短斜形。

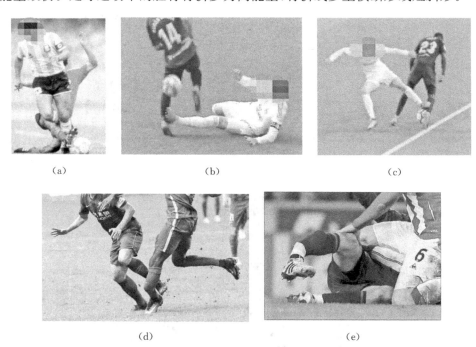

（a）　　　　　　　　　　（b）　　　　　　　　　　（c）

（d）　　　　　　　　　　（e）

图4-8　足球比赛中引发胫骨骨折的情况

4.2.3 处理

发生胫骨骨折后,首先应迅速地对伤者伤情进行简单的判断,避免患处的任何不必要移动,做简单的固定,立即送医院检查确诊。固定的目的是保证运送途中减少对软组织的进一步损伤,并减少晃动带来的剧烈疼痛感。

若有专业医护人员在场,现场可对小腿进行简单的轴向牵引纠正(图4-9),并使用夹板固定,及时送医;若无专业医护人员在场,不建议进行牵引,以防骨骼破损处对神经、肌肉造成二次伤害。

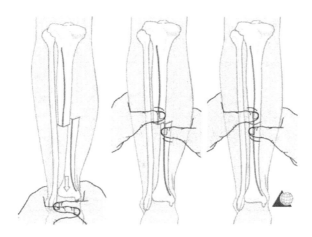

图 4-9　轴向牵引纠正

若出现创口,则务必保证创口的清洁与无菌状态,避免使用不卫生的用品。

若是相对单一、稳定的骨折,送医后复位、石膏固定即可(图 4-10)。石膏固定的位置以上达腹股沟,下至踝关节为宜。若是不稳定的骨折,尤其是开放性的骨折,需要尽快进行手术治疗。

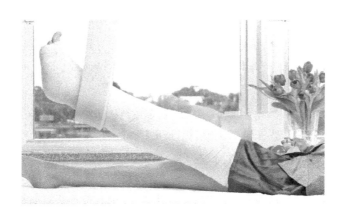

图 4-10　复位、石膏固定

根据胫腓骨骨折的特点,现场人员可以对骨折情况做出初步的预估评判,以避免过度地移动或牵引引发二次伤害。胫腓骨干骨折的 Johner-Wruhs 等级分类见表 4-1。

表 4-1　胫腓骨干骨折的 Johner-Wruhs 等级分类

类型	A 型：简单骨折			B 型：蝶形骨折			C 型：粉碎骨折		
等级	A1	A2	A3	B1	B2	B3	C1	C2	C3
分型	螺旋	斜行	横行	扭力所致	弯曲力所致一个	多个	扭力所致粉碎	多段骨折	挤压
图示									

4.3　腓骨骨折

胫腓骨骨折包括胫腓骨干双骨折、胫骨干单骨折以及腓骨单骨折，在长管状骨折中最常见，约占全身骨折的 13.7%。成人以胫腓骨干双骨折多见。腓骨骨折一般为创伤性骨折，或者是由于踝关节扭伤合并韧带联合损伤导致。

4.3.1　症状

腓骨骨折的主要症状是疼痛。单纯腓骨骨折有时局部压痛并不重，易被误诊为软组织损伤。腓骨骨折合并踝关节损伤时常容易被忽略。

4.3.2　致伤原因原理

足球运动中，一般是直接暴力动作，如蹬踏（图 4-11）、飞踹等，球员小腿受力易发生胫腓骨骨折。腓骨骨干骨折在 CT 影像下清晰可见（图 4-12）。

4.3.3　处理

伤情较为轻微情况，不会出现骨移位，应固定患处，并立即实施冰敷或使用冷冻喷雾剂降温，不再进行剧烈运动，使用拐杖避免患处承受负荷，直至症状消失。由于外面有软组织覆盖和丰富的血液供应，腓骨骨折通常容易愈合，若骨折末端排列不齐或者有脱位，则需要复位和手术固定来防止假关节的形成。

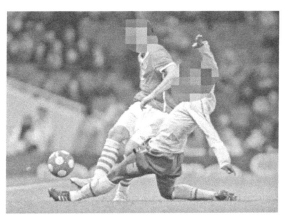

图 4-11　蹬踏导致腓骨骨折情况

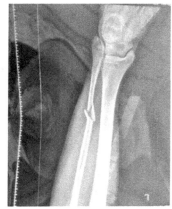

图 4-12　腓骨骨干骨折 CT 图

　　如果损伤情况较重,应固定患处,并立即实施冰敷或使用冷冻喷雾剂降温,进行简单的包扎、加压止血,并且及时送医治疗。

　　若出现开放性骨折,需要对伤口进行清创止血,并确保创口的无菌状态,立即送医。若为复合骨折和韧带联合损伤,则需立即送医,手术修复。

思考题:

　　1. 足球活动中,小腿部常见损伤有哪些?

　　2. 足球活动中,容易导致小腿部骨折的动作有哪些?如何避免此类情况发生?

5　膝关节损伤与处理

膝关节是人体结构最为复杂的关节之一,也是足球运动中最容易损伤的关节。膝关节的损伤往往会对球员的职业生涯产生重大影响。足球项目的运动特点决定了膝关节损伤频繁发生是很难避免的情况。其中,半月板撕裂或者前十字韧带撕裂最为常见,研究表明,前者在球员中的年出现率为万分之二到万分之五,后者达到千分之一。

是否有关节积血是判断膝关节损伤程度的一个重要标准。若损伤造成了膝关节积血,则必须进行紧急手术治疗。若无关节积血则不需要紧急手术治疗,可以考虑后续的保守治疗或检查后确定是否需要手术治疗。关节内出血一般发生于损伤后 24 小时,若球员关节肿胀,则可以判断为关节内出血。

值得注意的是,若在 1～2 周内能够确诊,则半月板损伤、软骨损伤在急性期内可以修复。而膝关节外侧重大损伤的修复宜早不宜迟。需要紧急处理的膝关节损伤,往往是骨折或合并血管和神经的损伤。挪威的研究表明,在 4～8 周之内的前十字韧带损伤,一般不做手术。膝关节的基本结构见图 5-1。

5.1　检查手段

当球员出现急性膝关节损伤时,作为教练员首先要进行紧急的评判,以诊断评定十字韧带、副韧带和半月板的完整性。

5.1.1　30°内、外翻试验

该试验用于确定球员是否出现内、外侧副韧带损伤。正常膝关节在伸直位时没有侧向运动。若侧副韧带损伤,则可出现侧向运动。令球员平躺于地面,抬腿,膝关节屈曲 30°。教练员以上臂与躯干固定球员踝关节处(也可一手握踝关节,一手对膝关节施加外力),双手控制膝关节,分别对膝关节施加内翻或外翻的负荷,此时韧带便会因受力而拉紧。教练员用一根手指放入关节缝上,检查关节是否张开以及张开的幅度,从而判断损伤的等级。Ⅰ级损伤是两侧的差别小于 5 毫米;

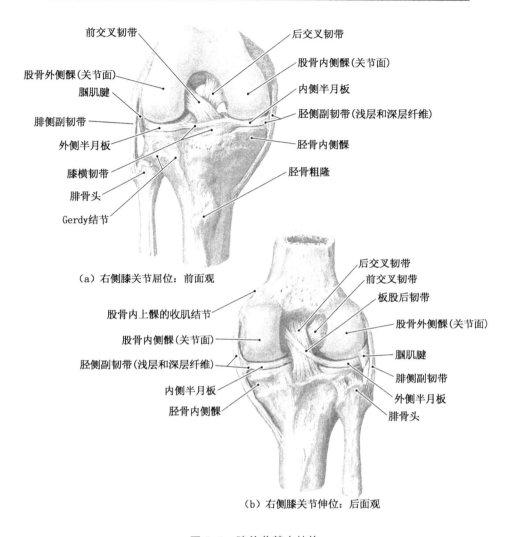

（a）右侧膝关节屈位：前面观

（b）右侧膝关节伸位：后面观

图 5-1　膝关节基本结构

Ⅱ级损伤是两侧的差别在 5～10 毫米；Ⅲ级损伤是差别大于 10 毫米。

5.1.2　Lachman 试验

Lachman（拉赫曼）试验是用于判断膝关节前十字韧带是否受损的有效手段（图 5-2）。令球员平躺于地面，抬腿，膝关节屈曲 30°。固定股骨，将胫骨向前方移动。在前十字韧带损伤时，胫骨会相对于股骨"滑"向前行，无止点或只有软止点。

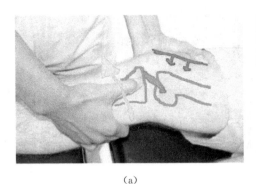
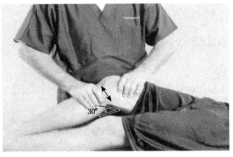

（a）

（b）

图 5-2　Lachman 试验

5.1.3　90°抽屉试验

抽屉试验是用于前后交叉韧带断裂或松弛情况的检查（图 5-3）。伤者呈仰卧位，膝屈曲 90°，保持放松。检查者轻坐于患侧足背上，使之固定，检查者双手自内外两侧握住伤者膝关节下部位置，先从后侧向前拉，再从小腿前上方向后推，若出现胫骨前移为阳性，表示前交叉韧带的断裂或松弛；若出现胫骨后移为阳性，表示后交叉韧带的断裂或松弛；若出现胫骨前后移均为阳性，表示前后交叉韧带均断裂或松弛。

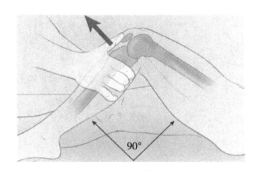

图 5-3　90°抽屉试验

5.1.4　下垂试验

下垂试验用于检测后十字韧带（图 5-4）。球员仰卧位，髋关节和膝关节屈曲。后十字韧带损伤侧的胫骨会向后下垂。

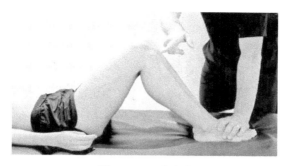

图 5-4　下垂试验

5.1.5　反弯试验

反弯试验用于检查后外侧韧带损伤(图 5-5)。球员仰卧位,教练员将伤者双足从平面抬起。如果后外侧角或者其他后部结构损伤,受伤的膝关节被动出现过度伸展。

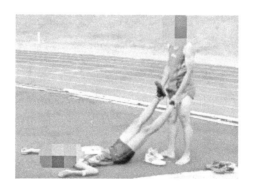

图 5-5　反弯试验

5.1.6　McMurray 半月板试验

McMurray(麦氏)半月板试验用于检查外侧和内侧半月板损伤(图 5-6)。患者仰卧,屈膝 90°,然后逐渐被动伸直。为了测试内侧半月板,在胫骨外旋和对膝关节施加轻度外翻压力的同时,检查员触诊内侧关节缝(图 5-7)。在检查外侧半月板时,在小腿内旋、膝关节轻度内收的同时,触诊外侧关节缝(图 5-8)。如果球员在关节缝处感到触痛,试验阳性。如果内侧半月板损伤,在内侧关节缝处触诊时有时也可以有咔嚓声。

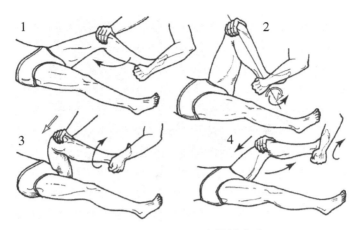

图 5-6　McMurray 半月板试验

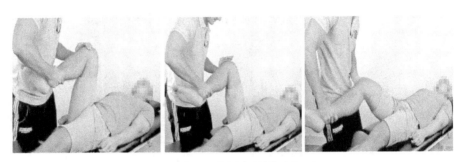

图 5-7　内侧半月板测试

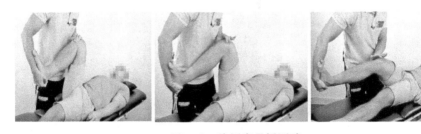

图 5-8　外侧半月板测试

5.2　内侧和外侧副韧带损伤

在膝关节相关的损伤中，约有超过 40% 的损伤涉及内外侧副韧带。内、外侧副韧带损伤是最为常见的膝关节损伤之一。其中,内侧副韧带的损伤更为常见。外侧副韧带的损伤相对较少一些,但一旦发生,往往比较复杂,经常会牵涉到一系列的韧带和肌腱。膝关节内侧损伤往往只涉及内侧副韧带,膝关节外侧损伤往往牵涉髂胫束、外侧副韧带、股二头肌辅助装置、腘绳肌辅助装置或腓肠肌肌腱。

5.2.1　症状

内侧和外侧副韧带损伤会引起剧烈的疼痛。内侧副韧带的损伤不会引发关节肿胀,外侧副韧带损伤通常伴有关节积血。在韧带损伤发生初期,膝关节的屈曲和伸展范围减小。

5.2.2　致伤原因原理

内侧副韧带损伤多由外力作用于膝关节致使其外翻导致(图5-9),外侧副韧带损伤一般由于膝关节内侧受外力导致(图5-10)。足球比赛中,来自对手对膝关节的侧向撞击是导致膝关节内、外侧副韧带损伤的最主要原因。背后或侧后方铲球、蹬踏、拼抢或冲撞动作等对于膝关节横向的冲击力剧烈,也极易引发内、外侧副韧带的损伤。

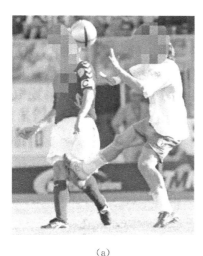

（a）

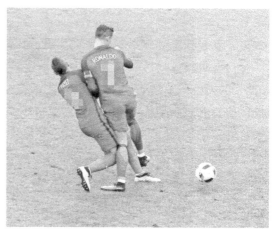

（b）

图 5-9　内侧副韧带损伤动作

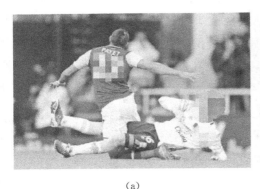
(a)

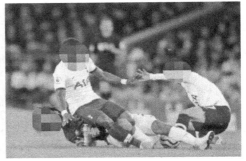
(b)

图 5-10　外侧副韧带损伤动作

5.2.3　处理

损伤发生后，运用 PRICE 原则进行处理。依据内、外翻试验，可以较为准确地判断内、外侧副韧带的损伤。一旦确定韧带损伤发生，应立即送医，利用 X 射线予以准确判断伤情，以便为进一步的治疗做好准备。

5.3　髌腱断裂

膝关节伸膝装置包括股四头肌肌腱-髌骨-髌腱-胫骨结节（图 5-11）。其中，髌腱是股四头肌肌腱的延续，也是人体中致密的纤维结缔组织。髌腱上起自髌骨下极，紧邻深面的关节软骨，与髌骨前方的骨膜相融合，下止于胫骨结带并全部包埋于胫骨结节内。髌腱长约 50 毫米，宽约 30 毫米，厚 5～7 毫米，近端宽度与连接部位的髌骨接近，随着向远端走行宽度逐渐变窄，逐渐增厚。周围有一层腱膜组织，血液循环丰富，因此髌腱损伤时自体修复细胞来源充分，愈合能力强。髌腱近端和远端为相对无血管区域，易发生断裂。

5.3.1　症状

患者有明显外伤史，膝关节肿痛明显，行走困难。临床检查有关节积血，膝前多有瘀斑，不能主动伸膝、抬腿活动，局部有明显压痛，被动屈膝时伤部有明显凹陷。X 射线检查，膝关节屈曲 30°侧位片，可见髌骨上移，髌腱影像分离，髌尖或胫骨粗隆部有小的撕脱骨片等改变。

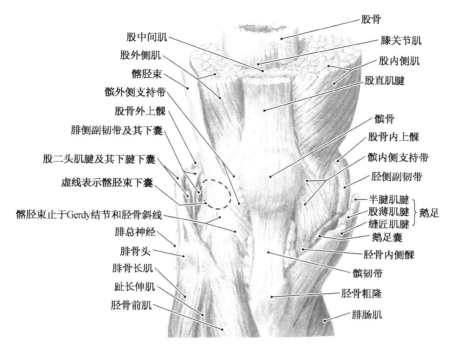

图 5-11 髌腱部结构(右膝伸位)

5.3.2 致伤原因原理

髌腱断裂可由直接暴力所致,也可由间接暴力所致。膝关节伸直位时,髌腱松弛,随着屈膝角度增大,髌腱所受的张力增大。在膝关节屈曲时,伸膝装置突然收缩容易导致髌腱断裂。在足球比赛和训练中,髌腱断裂经常是由于股四头肌剧烈收缩时的间接暴力致伤(图 5-12),如突然的变向、加速等,也可能因跪倒时髌腱受直接撞击造成(图 5-13)。

5.3.3 处理

髌腱断裂急性期遵循 PRICE 原则。应立即停止运动,避免伤处二次损伤,冷敷,局部加压包扎,立即联系就医。若为完全断裂或肿胀迅速,血肿明显时,应立即手术止血、清除血块、缝合断端,后期手术跟进治疗。术后,膝关节伸直位置固定 6 周。

手术后,要经常对股四头肌进行主动收缩练习,保持 4～6 小时主动收缩 10次;加强脚蹬床练习,争取早期下地直腿行走。

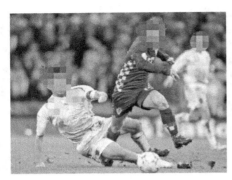

图 5-12　暴力动作

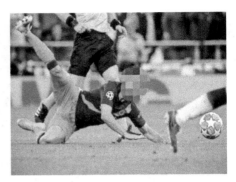

图 5-13　直接撞击

5.4　髌骨骨折

髌骨是人体中最大的籽骨,它是膝关节的一个重要组成部分。髌骨有保护膝关节、增强股四头肌肌力、伸直膝关节最后 $10°\sim15°$ 的滑车作用。

5.4.1　症状

髌骨骨折患者往往有明显外伤史。伤处局部疼痛,不能活动,有压痛。骨折后,关节内大量积血,髌前皮下淤血、肿胀,严重者皮肤出现水疱,伤部肿胀畸形。若是移位的骨折,可触及骨折线间的空隙。髌骨正侧位 X 射线片子可证实骨折。可疑髌骨纵形或边缘骨折,可通过拍轴位片证实。

5.4.2　致伤原因原理

髌骨骨折多为直接暴力或间接暴力所致。直接暴力多因外力直接打击在髌骨上,如撞伤、踢伤等,骨折多为粉碎性,其髌前腱膜、股四头肌及髌两侧腱膜和关节囊多保持完好,骨折移位较小。足球运动中,直接暴力损伤往往由于撞击伤、踢伤、球员失去重心被动摔倒(图5-14)或是膝关节正常对抗等引起。

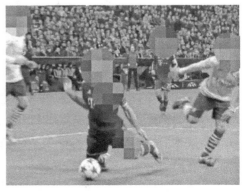

图 5-14　摔倒伤

间接暴力骨折多由于股四头肌猛力收缩,形成的牵拉性损伤,如突然滑倒时,膝关节半屈曲位,股四头肌骤然收缩,牵拉髌骨向上,髌韧带固定髌骨下部,而股骨踝部向前顶压髌骨形成止点,三种力量同时作用而造成髌骨骨折。间接暴力骨折常见的情况为:①四头肌纵向用力牵拉所致,最常见的骨折部位是髌骨下端横形骨折。②四头肌纵向用力牵拉加膝部外翻所致,常见为髌骨边缘部的纵形骨折。③膝内侧外翻韧带的被动牵拉会导致髌骨内缘的骨折,属于髌骨疲劳性骨折,即多次较小的髌骨受力所致的逐渐发生的骨折。髌骨骨折的 CT 影像如图 5-15 所示。

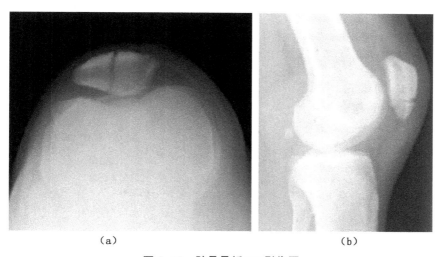

（a）　　　　　　　　　　　　　　　（b）

图 5-15　髌骨骨折 CT 影像图

此外,还有积累性劳损导致的髌骨骨折。即由于长期的训练比赛,膝关节承受大量的负荷,逐步累积而成的损伤。长期、反复、轻微的直接或间接损伤可致使髌骨骨折,又称疲劳性骨折。髌骨骨折在足球运动当中的损伤发生率为0.31%。

5.4.3　处理

急性期遵循 PRICE 原则。应当限制膝关节的活动,以免进一步损伤;当肿胀、疼痛突然加剧时,可先进行冷敷,减轻关节肿胀,并立即联系就医。

髌骨骨折若无移位,通常采用石膏托或管型固定,抽出关节内积血,包扎,用长腿石膏托或管型固定患肢伸直 4～6 周。

5.5　半月板损伤

半月板是膝关节的减震装置,承受通过膝关节的部分应力,具有一定移动性。半月板会随着膝关节的运动而改变其位置与形态。此类的结构与功能特点使其成为膝关节内最易损伤的组织之一。半月板损伤可以是单一性损伤,也可以是合并韧带的综合性损伤。半月板的基本结构见图5-16。

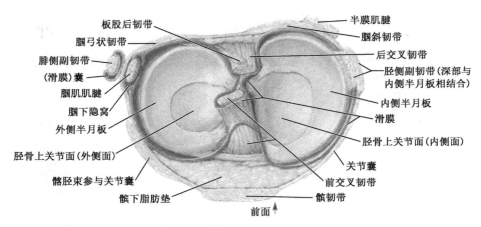

图 5-16　半月板结构(上面观)

半月板损伤常发生在膝关节屈曲,胫骨固定,股骨突然内旋或外旋时。随着受伤时膝关节位置和力学机制的不同,撕裂可发生在半月板前角、后角、体部或边缘等不同部位,撕裂形态各异。当膝关节屈曲,胫骨固定,股骨强烈外旋(图5-17),可造成外侧半月板前角或内侧半月板后角损伤。屈膝状态下强烈内旋股骨易引起外侧半月板后角损伤或内侧半月板前部损伤,有时可发生内侧副韧带半月板连接部撕裂或副韧带胫骨附着部撕裂。

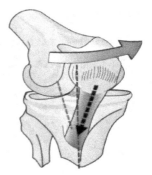

图 5-17　半月板损伤原理

5.5.1　症状

半月板损伤主要症状包括膝关节疼痛、打软腿、关节交锁、关节积液、活动受限等症状，常伴有运动功能障碍。轻度损伤时，往往能正常行走，但患肢乏力，上、下楼梯时尤其明显，且伴随疼痛或不适感。较严重者出现膝关节"交锁"现象，即膝关节突然不能伸直，而屈膝、左右转动膝关节时往往可以"解锁"。

5.5.2　致伤原因原理

半月板损伤是足球运动当中最常见的损伤之一。在以下情况下时常发生：间接暴力使膝关节位于伸、屈位同时内、外旋或内、外翻时，半月板与其活动失调或因过伸、过屈、过度外展和内收或因长期反复多次的细微损伤累积而成。足球运动员半月板损伤发生率为 7.69%。

破裂的半月板若部分滑入关节之间，使关节活动发生机械障碍，会妨碍关节伸屈活动。在严重创伤病例中，半月板、十字韧带和侧副韧带可同时损伤。半月板损伤的部位可发生在半月板的前角、后角、中部或边缘部。损伤的形状可为横裂、纵裂、水平裂或不规则形，甚至破碎成关节内游离体。半月板损伤的 CT 影像见图 5-18。

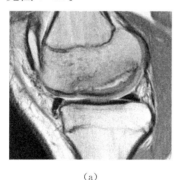 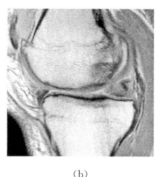 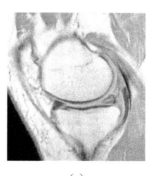

(a)　　　　　　　　　　(b)　　　　　　　　　　(c)

图 5-18　半月板损伤的 CT 影像图

5.5.3　处理

急性期遵循 PRICE 原则。一定要膝关节部位制动抬高并及时地进行膝关节部位冷敷；冷敷过后，进行加压包扎，以避免肿胀情况加重。运用 McMurray 半月板试验初步诊断半月板损伤情况。一定要及时到医院就诊，进行磁共振检查，通过磁共振检查,可以看到膝关节内部半月板损伤的程度。

最好在损伤后前两周内对外周的半月板撕裂进行关节镜下的修复。如果撕裂很小,可以进行关节镜下的部分切除。没有横断半月板的小撕裂不做手术也能愈合。半月板损伤缝合后至少要有4～6个月的休息,患者才能参加膝关节承受扭转负荷的体育活动。小的切除术4周内球员可以恢复体育活动;完全切除半月板使伤者在10年内处于发生关节病的极大风险之中,而部分切除发生关节病的风险只有中等程度。

5.6 膝关节不稳

膝关节骨结构异常、髌骨脱位、韧带损伤、肌肉瘫痪等均可引起膝关节不稳,但由膝关节韧带损伤所致的膝关节不稳属最常见。凡引起膝关节韧带损伤的运动项目,如足球、跆拳道、摔跤、滑冰、滑雪、跳高、跳远等,均容易造成膝关节不稳症状。膝关节不稳在足球运动损伤中的发生率为5.62%。

5.6.1 症状

根据韧带损伤引起胫骨移位的方向,可将膝关节不稳分为单平面不稳、旋转不稳和复合型不稳三种类型。单平面不稳是指膝内外侧韧带及交叉韧带断裂,造成膝的侧向及前后不稳。旋转不稳是指膝关节在超常范围旋转;复合型不稳是单平面不稳和旋转不稳的结合情况。

一般膝关节有外伤史或关节内损伤情况,伤后出现膝关节疼痛、肿胀、弹响、交锁、活动受限等症状。球员在运动中感觉更为明显,在跑动或者急停、急转时表现为膝关节的突然无力。

急性损伤时,有程度不同的膝关节肿胀或损伤韧带局部肿胀、压痛、功能障碍,或疼痛剧烈、肌肉痉挛等。陈旧性损伤,膝关节不稳无力、屈伸功能障碍;行走或运动时,反复出现膝"打软";关节经常肿胀,有时有积液。伤病日久,可出现膝周围肌肉萎缩,形成继发性骨性关节炎。

5.6.2 致伤原因原理

足球比赛或训练中,球员的膝关节受到直接或间接暴力(图5-19),且超出韧带和关节囊所承受的最大负荷,导致韧带和关节囊断裂或不完全断裂,进而导致膝关节不稳情况。

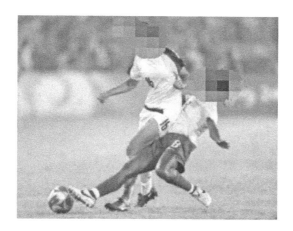

图 5-19　膝关节受到撞击

5.6.3　处理

急性期遵循 PRICE 原则。韧带部分断裂多数情况不影响膝关节的稳定性,可采用药物止痛,夹板、绷带、护具等固定方式(图 5-20),保持 2~4 周;也可以考虑中医手法治疗、封闭治疗等。韧带完全断裂导致的膝关节不稳,早期应手术缝合、修补韧带,并进行局部的制动固定 4~6 周。目前,常选择在关节镜下韧带重建术。

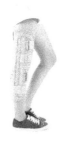
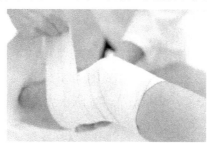
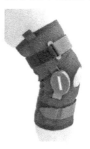

(a) 夹板固定　　　　　　(b) 绷带固定　　　　　　(c) 护具固定

图 5-20　膝关节固定

伤后超过 2 周手术时,应全面考虑导致关节不稳的因素,进行针对性的治疗。一般而言,交叉韧带断裂,可采用关节镜下重建术。前内旋转不稳可用内侧副韧带和后斜韧带上移缩短术,交叉韧带重建术等。外侧不稳多用髂胫束的腱束拉紧术,术后固定 6 周。髂胫束结构见图 5-21。

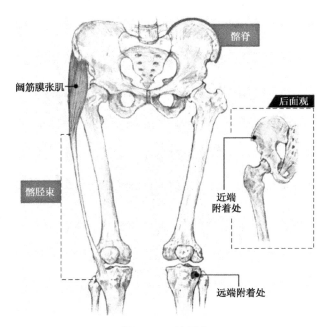

髂脊

阔筋膜张肌

后面观

髂胫束

近端
附着处

远端附着处

图 5-21　髂胫束

　　伤后固定期,应进行直腿屈伸髋和踝关节尽力跖屈、背屈练习;术后应在 2 周内使膝关节屈曲度达到 90°。

5.6.4　预防训练

1) 泡沫轴单侧髂胫束放松

　　球员伏在地面上,将泡沫轴放在左腿髋关节外侧的下方,右臂屈肘支撑于地面,左手放在身体的前方;左腿伸直,右腿屈髋屈膝放在身体前方;右腿蹬地带动身体移动,使泡沫轴从髋关节外侧至膝关节外侧间来回滚动;在肌肉酸痛点停留 30~60 秒,完成动作,换侧重复,见图 5-22。

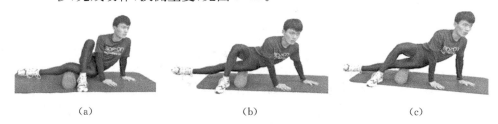

　　　（a）　　　　　　　　　　　（b）　　　　　　　　　　　（c）

图 5-22　泡沫轴单侧髂胫束放松

5.7 膝关节创伤性滑膜炎

膝关节创伤性滑膜炎是指膝关节损伤后引起的滑膜无菌性炎症反应,临床上分急性创伤性滑膜炎和慢性劳损性滑膜炎两种。膝关节创伤性滑膜炎在足球运动员损伤中属于高发损伤,损伤发生率达到 2.66%。

5.7.1 症状

膝关节创伤性滑膜炎通常表现为伸膝活动尚可,屈曲受限,全蹲困难,蹲不下,伴有膝关节不适和疼痛,膝关节缝边缘压痛,关节肿胀。如果是急性损伤,表现为膝关节血肿。关节血肿一般是在伤后即时或之后 1～2 小时内发生,膝及小腿部有广泛的淤血斑。触诊时皮肤或肿胀处有紧张感,训练后往往关节肿胀,休息后有所好转。

5.7.2 致伤原因原理

膝关节创伤性滑膜炎基本病理是膝部外伤或多种原因刺激后引起滑膜损伤或破裂,使骨膜发生多量渗出液,积聚于关节腔内引起。

足球运动员的跑、跳、蹲等单一技术动作较多,易使膝关节所属的某些肌群(或肌肉)处在过度负荷的状态,从而降低了自动控制的能力,增加了不必要的滑膜与关节面之间的摩擦或撞击。足球项目高对抗的特点也易使其直接受到外力碰撞而造成扭伤、挫伤,从而引发滑膜充血渗出、出血,这些都是造成急性创伤性滑膜炎的原因。若治疗不及时,便会转为慢性创伤性滑膜炎。

5.7.3 检查与损伤等级确定

根据膝关节内积液多少将滑膜炎分为四度。以下为损伤度检查与等级确定方法:

1) 浮髌试验

受伤球员膝关节伸直,股四头肌放松。教练员双手拇、食指分别环抱在膝关节前上、下边缘,同时由边缘向髌骨(膝关节中心)挤压、固定,迫使关节积液集中于关节中心,将髌骨浮起,见图 5-23。再用一食指突然按压一下髌骨,如能感到髌骨与股骨撞击后立刻又浮起时,为浮髌试验阳性。关节腔穿刺可抽出淡黄色黏稠透明液体,但有时液体浑浊。

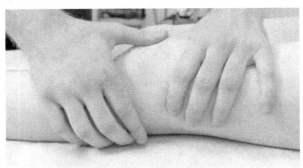

图 5-23 浮髌试验

2)滑推试验(Ⅰ、Ⅱ度)

(1)站位滑推 伤者取站立位,教练员先由下向上滑推膝关节内侧面,然后再由下向上滑推膝关节外侧面,如膝关节内侧面关节囊有波动,而浮髌试验阴性时,关节腔积水量为Ⅰ度。

(2)坐位滑推 伤者取平坐位,教练员重复上述动作,膝关节的内侧面出现关节囊波动,则关节腔积水量为Ⅱ度。

3)相对挤压试验(Ⅲ度)

伤者取平坐位,教练员先压膝关节内侧面,再压膝关节外侧面,如膝内侧关节囊出现波动,则关节腔积水量为Ⅲ度。

4)快速挤压试验(Ⅳ度)

伤者取平坐位,教练员压膝关节内侧面,当手抬起时原地出现关节囊波动,则关节腔积水量为Ⅳ度。

5.7.4 处理

Ⅰ度:应定期复查(每周1次),防止恶化。可参加正常的训练,加强股四头肌静力性功能练习。

Ⅱ度:可参加正常训练,但应适当减少患肢局部的负担量(少做屈伸或蹲起动作)。应加强股四头肌的静力性功能练习。

Ⅲ度:暂停最大限度屈曲和深蹲的训练,可参加其他训练,以保持较好专项机能状态。应采取边练边治的原则。

Ⅳ度:暂停患肢的屈伸、蹲起的一切训练,可参加其他的专项或辅助训练,加强股四头肌的静力训练,防止肌肉萎缩。采取治疗为主,训练为辅的原则。

5.8　上胫腓关节脱位及半脱位

胫骨与腓骨连接构成有上胫腓关节和下胫腓关节(图5-24)。上胫腓关节不属于膝关节,它活动范围小,参与小腿的旋转动作,其周围有坚韧的筋膜、关节囊及骨间膜,以保持关节稳定性。上胫腓关节脱位及半脱位是少见的运动损伤,多见于足球、摔跤、滑雪等项目,与上肢桡骨小头半脱位有相似之处。上胫腓关节脱位及半脱位在足球运动损伤中的发生率为0.89%。

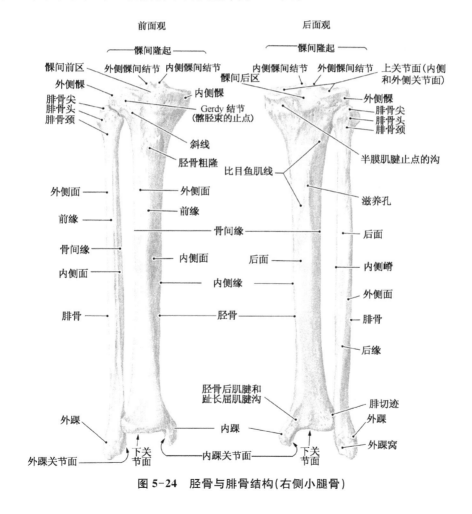

图5-24　胫骨与腓骨结构(右侧小腿骨)

5.8.1　症状

伤者小腿外上不适或者疼痛,足固定转体痛。腓骨小头处隆起、疼痛,局部压痛。严重者膝盖不能完全伸直。

5.8.2　上胫腓关节脱位类型划分

1) 半脱位

一般无外伤史或轻度外伤史,逐渐出现腓骨小头处疼痛,局部压痛,内外旋腿时,腓骨小头前后有错动现象[图5-25(a)]。

2) 前外侧脱位

多为间接暴力所致,腓骨小头向前外方突出,局部肿胀、压痛,膝不能完全伸直,可能瞬间有腓总神经损伤症状,偶有关节积液[图5-25(b)]。

3) 后内侧脱位

多为直接暴力致伤,腓骨小头移向后内方,关节肿胀、压痛,股二头肌无力,可伴有外侧副韧带损伤[图5-25(c)]。

4) 向上脱位

向上脱位非常少见。胫骨干骨折移位,腓骨干正常,可造成向上脱位[图5-25(d)]。

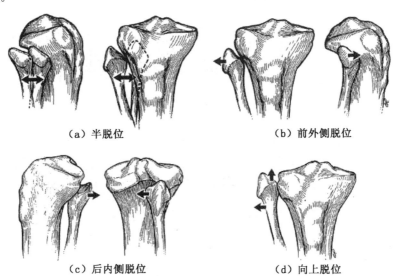

（a）半脱位　　　　　　　　（b）前外侧脱位

（c）后内侧脱位　　　　　　（d）向上脱位

图 5-25　上胫腓关节脱位类型

5.8.3 致伤原因原理

由于足球踢球动作中,小腿需要反复做扭转的动作(图 5-26),致使上胫腓关节松弛,如不进行肌肉、韧带针对性力量训练,极易引发错位或损伤。踢球或运控球变向时,突然跖屈内翻或膝半蹲,躯干急剧转体,可产生腓骨上端向前外位移或向后内侧移位;此外,足球训练或比赛当中的直接撞击或暴力动作更易引发上胫腓关节脱位。

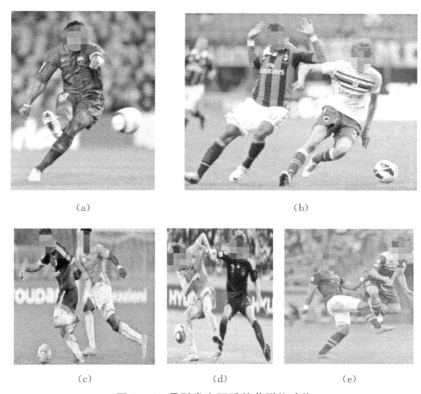

(a)　　　　　　　　　　　　　(b)

(c)　　　　　(d)　　　　　(e)

图 5-26　易引发上胫腓关节脱位动作

5.8.4 处理

急性期遵循 PRICE 原则。应立即停止运动,并保持膝关节的稳定,立即联系就医。

若为前外侧脱位,术后康复过程中应以膝关节尽力伸直开始;若为后内侧脱位,术后康复过程中应以膝屈曲练习开始,尽早进行蹲起练习。

5.9 后十字韧带断裂

后十字韧带断裂多发生于膝关节屈曲位,外力加于胫骨上端前方使胫骨向后移位,将后十字韧带撕裂,可能为股骨附着部撕脱或胫骨附着部撕脱。在十字韧带损伤中,后十字韧带损伤占 10%,并且后十字韧带一般不会单纯损伤,通常会合并膝关节其他结构的损伤共同发生。绝大部分的后十字韧带损伤都是在运动中引发的。

5.9.1 症状

后十字韧带断裂时有剧烈的疼痛感,往往会听到"啪"的一声,这是韧带断裂的响声,随后会出现关节的剧烈疼痛,并伴随关节内出血,导致膝关节肿胀,关节的活动受限。急性十字韧带撕裂之后,膝关节不敢活动。而陈旧性十字韧带撕裂,若未能完全康复,在运动时会出现活动的受限,不能够快走,在上、下楼梯时胫骨有向前后错位的感觉。

5.9.2 致伤原因原理

足球运动中发生的后十字韧带损伤主要是由于胫骨结节受到直接暴力撞击导致。足球高对抗的特点极易引发后十字韧带损伤,比如踢球动作,对膝或碰撞(图 5-27),暴力动作等(图 5-28),会直接性地挤压作用于胫骨,尤其是胫骨结节,瞬间迫使胫骨剧烈后移,这种向后的力会将胫骨相对于股骨向后推,并引起后十字韧带损伤。如果外力是向着胫骨的前内侧或者前外侧方向,后十字韧带撕裂会合并其他结构的损伤。

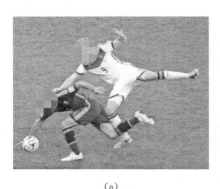 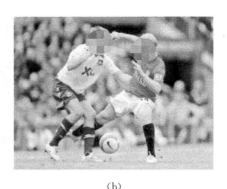

(a)   (b)

图 5-27　膝关节碰撞

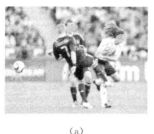
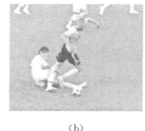
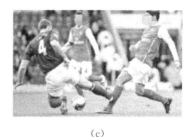

(a)　　　　　　　　(b)　　　　　　　　(c)

图 5-28　足球运动中造成后十字韧带断裂的暴力动作

5.9.3　处理

急性期遵循 PRICE 原则。要立即停止一切运动,禁忌走路,避免损伤进一步加重,并进行固定(图 5-29),使膝关节受力最少,局部冰敷,口服消炎止痛药。若必须行走需要借助拐杖,以避免伤腿负重,并立即电话联系医疗救助,进行手术治疗。后期,避免进行剧烈的体育运动,同时要配合一系列的膝关节功能性锻炼,来促进韧带的修复,恢复膝关节的正常功能,以及恢复膝关节周围肌肉的力量。一般的恢复周期要在一年左右,才能够正常运动。

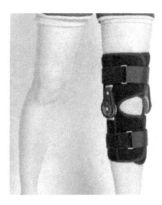

图 5-29　膝关节固定

5.10　前十字韧带损伤

前十字韧带断裂多系膝关节过伸性或强力外展性损伤的结果。单纯前十字韧带损伤比较少见,多与内侧副韧带或半月板同时损伤。其断裂可能在上或下附着处撕脱,以合并胫骨髁间棘撕脱性骨折者为多见,有时断裂发生于韧带的中部。

欧洲的研究表明,普通人前十字韧带损伤的发生率为 0.05%～0.10%,前十字韧带损伤一般都是完全撕裂。在前十字韧带损伤的案例中,有 75% 的伤者会同时合并半月板损伤,80% 合并骨骼挫伤,10% 合并软骨损伤,有的案例会出现内侧或外侧副韧带损伤。可以说,每一个案例的损伤都与其损伤发生时特定的运动场景有着特殊关系。

5.10.1 症状

前十字韧带损伤时,膝关节会快速肿胀,在 12 小时内出现明显关节积血和疼痛。球员常常感受到损伤后负重时,膝关节变得软弱无力,表现为膝部剧烈疼痛与活动障碍。

5.10.2 致伤原因原理

足球高对抗的特点极易引发前十字韧带损伤,比如对抗动作(图 5-30)、急停、急起,暴力动作(图 5-31)等,会直接性地挤压作用于胫骨,迫使胫骨向前移动(图 5-32),这种向前的力会将胫骨相对于股骨向前推并引起前十字韧带损伤。

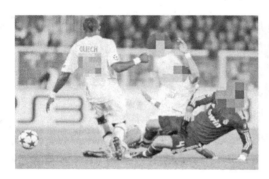

图 5-30 对抗

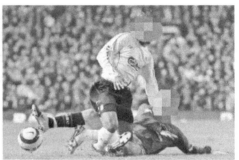

图 5-31 暴力动作

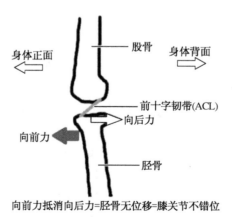

图 5-32 前十字韧带损伤原理

5.10.3 处理

在受伤后，很难立刻进行完全准确的检查。膝关节有关的试验(见 5.1 节)一般都在 1 周后进行。如果胫骨滑动的终点是柔软的，那么 Lachman 试验为阳性。在急性期没必要，也几乎不可能做轴移试验。

前十字韧带损伤发生的急性期遵循 PRICE 原则。球员需要依靠拐杖行走，并使用药物止痛、消肿。若急性期无法确诊，需要在 5～7 天内就医检查。一般而言，只有膝关节骨折或脱位的球员需要在几小时内到医院处理。但是，由于教练员较为欠缺运动损伤有关的准确判断手段与知识，若无队医或队医无法准确把握的情况下，还是应该尽快到医院请专业人士予以确诊，并给出治疗意见。

如果球员是前十字韧带损伤，会感到膝关节缺乏稳定性或者无力。不做手术修复，发生继发性半月板和软骨损伤的危险性很大。研究表明，80%以上伤员术后的膝关节很稳定；90%以上的足球运动员能够恢复到以前的功能水平。

思考题：

1. 膝关节的韧带有哪些？

2. 足球活动中导致韧带、半月板损伤的原理是什么？

3. 膝关节损伤的检查手段有哪些？

4. 如何有效地预防膝关节损伤的发生？

6 髋部和大腿损伤与处理

臀部和大腿的一般轮廓取决于骨盆和股骨的形态以及覆盖的肌肉和脂肪量的多少。髂嵴形成臀与腰的连接点,耻骨联合形成腹股沟的内侧端(图6-1),而股骨粗隆在臀与大腿的交点处形成向外的明显隆起,大腿总的形态是由股骨干的前曲度决定的。

髋关节运动时引起的股骨远端的位置移动范围相当于半个球面,股骨长度代表其半径。这些运动包括伸屈、内收和外展,加上大腿的绕轴心旋转。当下肢朝前运动时,髋关节屈曲;当人体从弯曲到直立姿势或肢体朝后运动时,髋关节伸直。当下肢向身体中线运动时为内收,离开中线则为外展。股骨的绕轴心旋转发生在髋关节,当下肢从足趾朝前的正常位置向内或向外转动时出现股骨的绕轴心旋转。

6.1 髂前下棘撕脱骨折

髂前下棘作为股直肌的起点,承受着大腿和膝关节大幅摆动带来的剧烈冲击。足球运动中,髂前下棘撕脱骨折是较为常见的损伤。

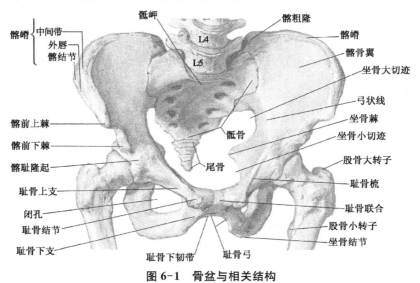

图6-1 骨盆与相关结构

6.1.1 症状

伤者感觉骨盆前外下边缘疼痛,抬腿受限。髂前下棘局部肿胀,明显压痛,踢球时疼痛,伸膝、伸髋抗阻疼痛。

6.1.2 致伤原因原理

足球运动中,多由于跑、跳等剧烈活动或射门(图 6-2)、传球、踢球(图 6-3)等动作的过度、爆发性运用股四头肌引发。

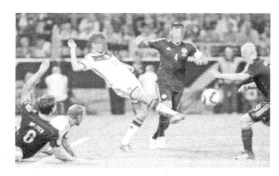

图 6-2 射门   图 6-3 踢球

6.1.3 处理

若出现症状,应立即就医,运用髂前下棘切线 X 射线查看损伤情况,予以确诊并确定治疗方案。对无移位的髂前下棘撕脱骨折,可以采取保守治疗,卧床休息,患侧髋关节置于轻度屈髋位,骨折部位外敷膏药消肿止痛,口服止痛药及活血化瘀、接骨续筋的中成药,一般在 4~6 周骨折处可达到临床愈合,伤者可以开始下床活动。若骨折处移位明显,一般需要进行手术治疗。

6.1.4 预防训练

1) 臀桥挺髋

仰卧位,双臂置于体侧,屈髋屈膝,脚后跟撑地,臀肌收缩挺髋呈臀桥姿势,使大小腿呈 90°,一条腿伸直与躯干平直,维持姿势,回到起始位置。左右交替进行,见图 6-4。

2）支撑物顶髋

将一只脚放于支撑物上，采用臀桥挺髋动作进行练习（图 6-5）。

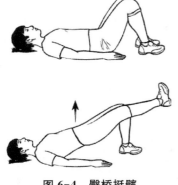

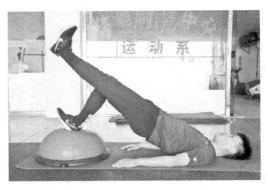

图 6-4 臀桥挺髋   图 6-5 支撑物顶髋

6.2 股四头肌拉伤与断裂

股四头肌是人体中最大、最有力的肌肉，它是维持人体直立的重要肌肉，也是人体在负重劳动以及运动中的极为重要的肌肉。下肢各种动作的完成都有赖于股四头肌协调的收缩，尤其是各类爆发力强的跑、跳动作则更是由它的强而有力的收缩来完成的。

股四头肌由股直肌、股中间肌、股外侧肌和股内侧肌构成（图 6-6）。股四头肌的主要作用是伸膝。股四头肌呈圆柱形，浅层的股直肌位于大腿前部，是股四头肌唯一跨越两个关节（髋关节和膝关节）的肌肉。股中间肌位于股直肌的深层，但若将股直肌拨到一侧就可触到股中间肌的边缘。足球运动损伤中股四头肌拉伤与断裂占 0.6%。

6.2.1 症状

股四头肌的急性损伤，均有明显外伤史。受直接暴力损伤后，髂前下棘及股骨嵴内、外侧疼痛剧烈，有肿胀和压痛，行走不便。重者可有明显跛行，膝关节屈曲大多不能达到 90°。受伤球员会感觉大腿前面痛，伸膝、过屈痛，局部肿胀，皮下瘀血（图 6-7），压痛，可触及拉伤、断裂凹陷或异常包块，伸膝抗阻试验疼痛明显。可于伤后数小时出现皮下淤血斑或形成血肿，穿刺可抽出血液。

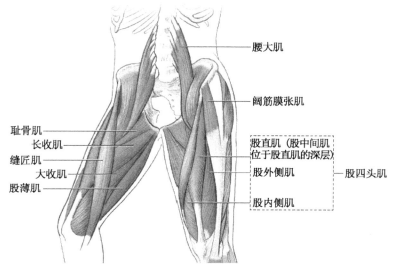

腰大肌

阔筋膜张肌

耻骨肌
长收肌
缝匠肌
大收肌
股薄肌

股直肌（股中间肌位于股直肌的深层）

股外侧肌

股内侧肌

股四头肌

图 6-6　股四头肌结构图

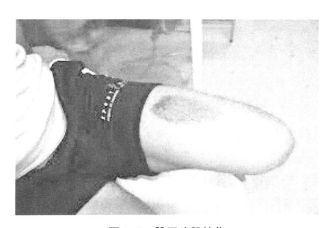

图 6-7　股四头肌拉伤

6.2.2　致伤原因原理

　　足球运动中伸膝抗阻力量过大,超过股四头肌所能承受的力量时会造成拉伤或断裂。比如球员在踢球受阻(图6-8)或防守方采取铲(图6-9)、堵等动作时,极易引起伸膝阻力增大,产生股四头肌的拉伤或断裂。

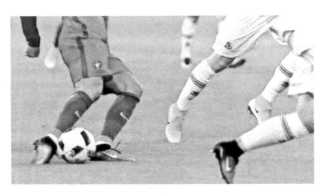

图 6-8　踢球受阻

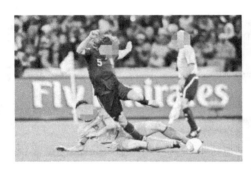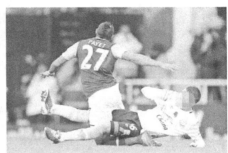

　（a）　　　　　　　　　　　　　　　　（b）

图 6-9　易致伤的铲球

6.2.3　处理

急性期遵循 PRICE 原则。冰袋冰敷患处 20 分钟,膝屈曲固定,对伤处进行加压包扎,抬高患肢防止肿胀。情况严重者,立即联系就医。

6.2.4　预防训练

1) 杠铃深蹲(后蹲)

(1) 目标肌肉　臀大肌、股四头肌。

(2) 开始姿势　双脚平行站立与肩同宽,上体正直,抬头,展肩,挺胸,腰部保持相对固定。双手掌心向下握住杠铃杆,放置颈后肩上[图 6-10(a)]。

(3) 动作要领　向下时屈膝屈髋,保持上体姿势不变,抬头挺胸,向后抬肘,脚后跟着地,膝关节不要超过脚尖位置,大腿与地面平行,上体略前倾,脚后跟离地。向上时伸膝伸髋,保持上体与地面角度不变,伸膝直至呈完全站立姿势[图6-10(b)]。

(4)常见错误动作 两膝外张或内扣;手臂放松;肘关节朝下或朝前;向上运动阶段脚后跟离地过早,上体前倾过大,向后仰头。

(5)变化 可做宽窄站位变化;上下速度变化;也可以用壶铃代替接跳起动作。可做前蹲练习(杠铃置于胸前,三角肌前部和锁骨位置)。

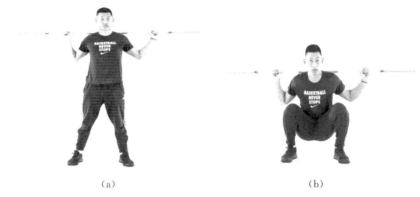

(a)   (b)

图 6-10 杠铃深蹲(后蹲)

2)俯身蹬伸

利用练习器进行俯身蹬伸练习(图6-11),是较好的单侧练习方法,对提高运动员的启动速度有较大的帮助。

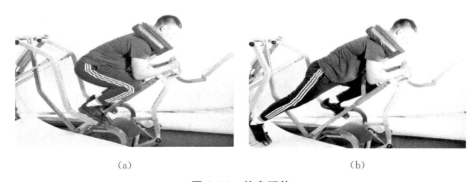

(a)   (b)

图 6-11 俯身蹬伸

3)坐姿推蹬

(1)目标肌肉 臀大肌,腘绳肌,股四头肌。

(2)开始姿势 坐在器械座椅上,将背部臀部靠在座位上,两脚放在踏板中部,两脚略微张开,脚尖向上,双手握住器械把手[图6-12(a)]。

(3)练习动作　向前时伸髋伸膝至两腿完全伸直,双脚踩实踏板,上体保持不动,脚后跟不能抬起[图6-12(b)]。向后时屈膝屈髋,以较慢速度回到原来位置,臀部和背部保持不动。

(4)常见错误　脚后跟或臀部抬起,膝关节内收或张开,向前运动阶段锁膝。

(5)变化　可根据器材调整角度进行斜上蹬或斜下蹬;也可以进行单腿练习或左右交叉练习;做屈伸速度上的变化,固定速度的练习容易使身体高度适应而影响训练效果。

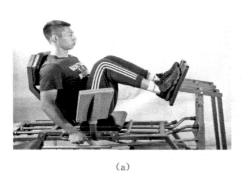 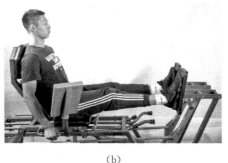

(a) (b)

图6-12　坐姿推蹬

4)单腿上台阶

(1)目标肌肉　股四头肌、臀大肌。

(2)开始姿势　肩负杠铃,手肘向后,腰背挺直(图6-13)。

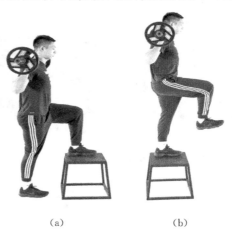

(a) (b)

图6-13　单腿上台阶

（3）动作过程　左腿登上台阶，右腿随后蹬地上摆。当两脚站立至台阶上时左腿下，右脚紧接着移下，后腿积极做好蹬伸配合动作。

（4）易犯错误　弯腰弓背，腿蹬伸不直；台阶过高。

（5）变化　可使用徒手或手持哑铃进行练习；负较轻重量或台阶较低时，可在台上跳起，做换腿动作；可配合摆动腿负重（弹力带）做上步摆动练习，做蹬摆配合练习。

5）杠铃硬拉

（1）目标肌肉　竖脊肌，股四头肌，臀大肌。

（2）开始姿势　双手握紧杠铃，两手间距离略比肩宽［图 6-14(a)］。

（3）练习动作　保持后背平坦，向上时臀部抬起并且膝盖稍稍弯曲［图 6-14(b)］。向下时慢慢将杠铃放下超过膝盖 5～8 厘米，甚至 8 厘米以上，此时感觉到臀部肌肉和后群肌被拉直［图 6-14(c)］。

（4）常见错误　弯腰弓背，弯曲动作幅度太大造成脊柱过度弯曲引发损伤。

（5）变化　可用哑铃或弹力带（用脚踩住弹力带）代替。

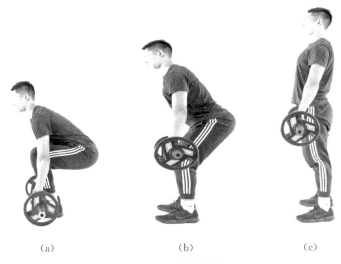

　　　　(a)　　　　　　　　　　(b)　　　　　　　　　　(c)

图 6-14　杠铃硬拉

6）杠铃弓步

（1）目标肌肉　股四头肌，臀部肌肉，后群肌。

（2）开始姿势　两手握紧杠铃，双脚与肩同宽或略宽于肩，挺胸，抬头，展肩，向后抬肘将杠铃撑起放置于三角肌后部颈部下方，上体正直［图 6-15(a)］。

（3）练习动作　一条腿向前跨出一大步，弯曲前腿，使大小腿呈 $90°$，前脚脚趾朝前或略微内扣，保持前腿膝、踝、髋关节在同一平面内。膝盖不要超过脚尖位置。后腿屈膝屈髋，膝关节与地面距离为 3～5 厘米，重心保持在两腿之间。当后腿充分降低时，前腿强有力地猛回到开始的姿势，见图6-15（b）。

（4）常见错误　向前迈步幅度过小，前腿的膝关节超过脚的位置，上体前倾或侧弯，上体后移至原来位置时用力过猛。

（5）变化　可以左右腿交替行走练习；可以改变迈腿方向（左右前方、侧方）；可用壶铃代替；轻负重时可做弓步换腿跳练习，提高快速力量。

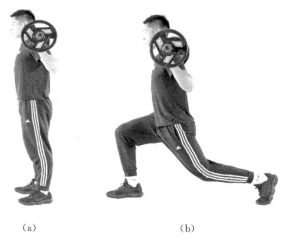

（a）　　　　　　　　　　（b）

图6-15　杠铃弓步

6.3　股四头肌撞击伤

6.3.1　症状

受伤球员有大腿急性疼痛，大腿前侧疼痛，僵硬，最终是肿胀和功能障碍。血肿产生时大腿前部会迅速肿胀，肌肉僵硬，皮下有淤青，压痛等。

6.3.2　致伤原因原理

大腿前侧肌肉遭受直接性的摩擦、撞击或挤压，引起肌肉血管破裂、血肿等情况。足球比赛中的踢[图6-16（a）]、顶[图6-16（b）]、踹[图6-16（c）]等暴力动作极易引发股四头肌挫伤与血肿。

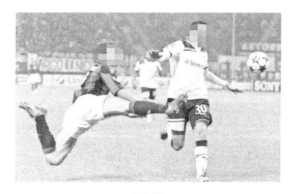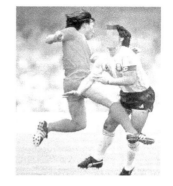

（a）踢　　　　　　　　　　　　　　　　（b）顶

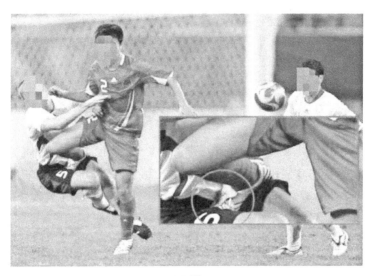

（c）踹

图 6-16　足球比赛中易引发股四头肌挫伤与血肿的暴力动作

6.3.3　处理

急性期遵循 PRICE 原则。伤后立即用冰袋或冰块擦或敷患处 20 分钟。使用损伤速效止痛剂,4～6 小时涂抹 1 次,2 周为一个疗程。

对伤处加压包扎,休息时膝关节尽力屈曲(图 6-17),防止肌肉短缩、粘连等。伤后 24 小时开始,可以用 38～42 摄氏度热水沐浴,患处浸泡在水中 20 分钟,每日 1 次,15 次为一疗程。早期应注意抬高肢体,防止肿胀加重。

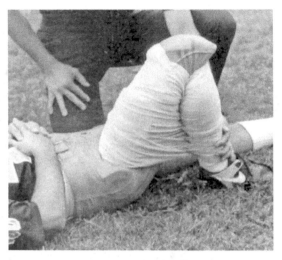

图 6-17　屈曲包扎

6.4　大腿挫伤或擦伤

大腿挫伤或擦伤是足球运动中最为常见的急性损伤。挫伤多因跑步、跌倒时碰撞硬物引起。挫伤的软组织可发生断裂、出血、渗液等各种不同程度的病理变化,如肌纤维、神经纤维断裂,毛细血管破裂,皮下组织破碎等。这些被破坏的软组织结构,若是长时间得不到治疗修复,便可继发血肿机化、瘢痕与粘连形成、肌肉失用性萎缩、骨化性肌炎。瑞典的研究发现,足球运动损伤中大腿挫伤占 14%。

6.4.1　症状

挫伤的症状有急性疼痛,最终是肿胀和功能障碍。肌肉内或肌肉间出血的不同会表现为症状的差异。如果以肌肉内出血为主,肌间隔被血液充满,压力随之增高,肌肉内的血肿可能机化并钙化。如果是肌肉之间的出血,血液可以通过筋膜外泄(一般向远端方向),分布在大腿前部的肌间隔之间。如果是肌肉之间损伤,在伤后几天,通常在损伤部位远端可以看到皮下淤斑。挫伤是皮下及深部组织遭受力的挤压损伤而无开放创口。

擦伤时皮肤表层破损,创面常附着泥沙或其他异物,有点片状创面或少量点状出血,由于皮肤感觉神经末梢暴露,痛感明显。

6.4.2　致伤原因原理

足球运动中倒地滑行时,若场地条件差(图 6-18)或失重而无法控制身体或暴力动作,极易引发大腿中股四头肌挫伤或擦伤(图 6-19)。

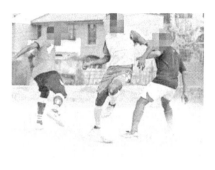

（a）

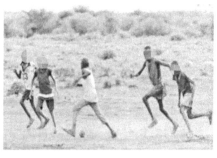

（b）

图 6-18　条件差的场地

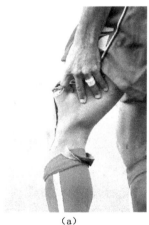

（a）

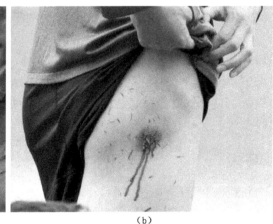

（b）

图 6-19　大腿股四头肌擦伤

6.4.3　处理

挫伤处理时,急性期遵循 PRICE 原则。髋关节和膝关节保持屈曲位。这种姿势利于降低损伤肌肉内的压力,帮助止血。球员在开始主动活动时,这种治疗容易让球员完成正常的动作。如果伤者有大的损伤,明智的做法是在开始主动练习之前休息 4~5 天,但是小损伤的康复治疗可以在伤后 2~3 天开始。

应尽早开始促进血液循环的练习和牵拉练习。牵拉练习时,应在球员疼痛允许的范围内进行。在损伤 3 天后,考虑使用推拿按摩手段促进血液循环。

肌肉内出血需要 6～12 周才可痊愈,但肌肉间出血在几周内便可痊愈。如果损伤很小,1 周内肌肉力量能基本恢复正常,在 24 小时内力量能够恢复到 50%,7 天后力量可以恢复到 90%。

擦伤处理时,首先要清创。由于擦伤表面常常沾有一些泥土及其他灰尘,所以清洗创面是防止伤口感染的关键步骤。可用淡盐水(1 升凉开水中加食盐 9 克,浓度约 0.9%),没有条件时也可用自来水边冲边用干净棉球擦洗,将泥灰等灰尘洗去。否则,易引起伤口发炎。然后,进行止血和消毒处理。可用碘伏、酒精棉球消毒伤口周围,沿伤口边缘向外擦拭,注意不要把碘伏、酒精涂抹入伤口内,否则会引起强烈的刺激痛。消毒的目的是为了杀菌,以防伤口感染,所以消毒杀菌环节必不可少。最后进行包扎处理,用消毒纱布或清洁布块包扎伤口,小伤口也可不包扎,但都要注意保持创面清洁干燥,创面结痂前尽可能不要弄湿。

6.5　腘绳肌拉伤

腘绳肌是位于大腿后侧的肌群,包括半腱肌、半膜肌、股二头肌(图 6-20)。足球运动中腘绳肌损伤非常常见,腘绳肌的损伤常发生在肌肉和肌腱交界区域。由于半腱肌、半膜肌、股二头肌的肌肉和肌腱交界区域都非常长,因此损伤时常发生于这些位置。

6.5.1　症状

若为断裂,则常伴有断裂音响。腘绳肌拉伤或断裂时,即刻引发大腿后侧剧烈疼痛,肌肉力量明显下降。球员无法正常运动,轻者跛行,重者膝屈曲不能行走。断裂时,可触及紧张的肌肉条索、硬结、肌肉痉挛,重者可触及凹陷、肿胀或包块,可见皮下出血。抗阻屈膝或抗阻伸髋痛。

6.5.2　致伤原因原理

主动拉伤是由于腘绳肌强烈收缩引起的拉伤。此外,在球员的技术动作要求髋关节极度屈曲,膝关节尽量伸直,腘绳肌被拉得很紧时,如果准备活动不充分,易使腘绳肌拉伤。并且,腘绳肌相对股四头肌弱,导致腘绳肌拉伤或断裂的风险增加。此外,天气寒冷,湿度大,肌肉容易疲劳,场地不标准等也是重要原因。

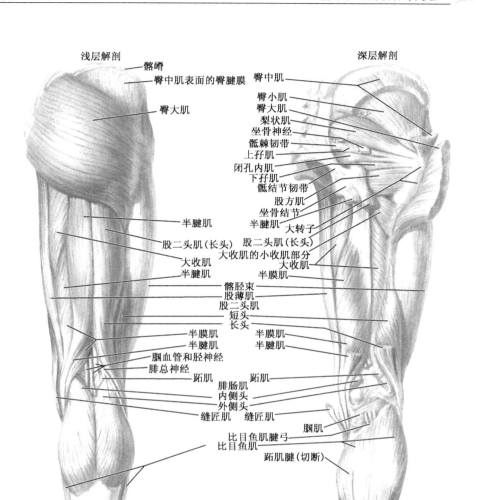

浅层解剖

深层解剖

髂嵴
臀中肌表面的臀腱膜
臀大肌

臀中肌
臀小肌
臀大肌
梨状肌
坐骨神经
骶棘韧带
上孖肌
闭孔内肌
下孖肌
骶结节韧带
股方肌
坐骨结节
半腱肌
大转子

半腱肌
股二头肌(长头)
大收肌
半腱肌

股二头肌(长头)
大收肌的小收肌部分
大收肌
半膜肌

髂胫束
股薄肌
股二头肌
短头
长头
半膜肌
半腱肌
腘血管和胫神经
腓总神经
跖肌
腓肠肌
内侧头
外侧头
缝匠肌

半膜肌
半腱肌

跖肌

缝匠肌
腘肌

比目鱼肌腱弓
比目鱼肌

跖肌腱(切断)

图 6-20 腘绳肌相关结构

6.5.3 处理

急性期遵循 PRICE 原则。包括急性期应休息、避免运动、冷敷、局部加压包扎(图 6-21)、对症治疗。伤情稳定后可加用理疗,逐渐进行功能锻炼,用冰块擦或冰袋冷敷患处,每日 4~6 次,使用损伤速效止痛剂涂患处。伤后 24 小时可做光疗、水疗、热疗、低频干扰电疗、超声波以及手法治疗。手法治疗包括揉法、压法、揉捏法、抖法等。

若肌肉完全断裂或局部肿胀迅速,血肿明显时应手术止血、清除血块、缝合断

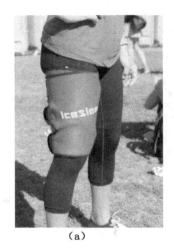
（a）

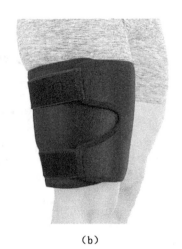
（b）

图 6-21　局部加压包扎

端,手术应该在受伤后 2 周内进行,一般能够在几周后恢复训练。但足球项目的特征决定了球员需要较长时间的康复治疗,如过早恢复体育活动,二次损伤的风险较高。

6.5.4　预防训练

1）俯卧屈腿

（1）目标肌肉　腘绳肌。

（2）开始姿势　俯卧在器械板上,膝关节与器械的运动轴对齐,两脚后跟放在器械圆垫下,脚跟靠拢,大腿、小腿和两脚保持平衡［图 6-22（a）］。

（3）练习动作　向上时屈膝至圆垫靠近臀部,双手抓紧扶手,上体紧贴器械板上［图 6-22（b）］;向下时伸膝缓慢放回到开始姿势。

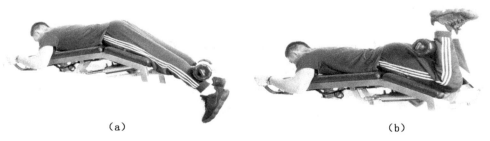
（a）　　　　　　　　　　　　　　　　　　（b）

图 6-22　俯卧屈腿

（4）常见错误　向上动作阶段时臀部抬起；借助摆动力量屈膝；阻力过大造成动作幅度偏小。

（5）变化　可以单腿练习，左右交替练习；可以用橡皮筋或手部阻力练习；变化速度。

2）泡沫轴单侧腘绳肌放松

坐在垫上，双手放在身后，将泡沫轴放在膝盖下方。伸展双腿，脚后跟稍稍离地，背部平直，腹肌收紧；借助手臂的力量，将身体向前推，使泡沫轴滚至坐骨结节；在肌肉酸痛点停留 30～60 秒，完成动作，见图 6-23。

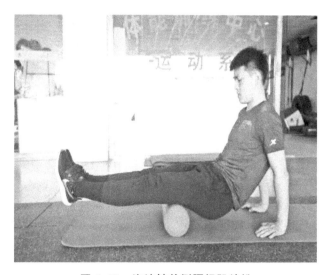

图 6-23　泡沫轴单侧腘绳肌放松

3）反向腘绳肌拉伸（燕式平衡）

（1）动作功能　拉伸腘绳肌，同时加强平衡能力。

（2）动作要点　见图 6-24。

① 直立姿单腿站位，左脚抬离地面，背部平直，腹部收紧，双臂侧平举与身体成 90°，手掌半握，大拇指朝上。

② 保持头部与脚踝是一条直线，俯身并向后抬高左腿，左侧臀部收紧，双手大拇指始终朝上，至身体与地面平行，保持牵拉 1～2 秒，并控制身体平衡。

③ 收紧臀大肌和腘绳肌以回到站立位置，换对侧腿，重复刚才的动作。双腿交替进行至完成规定次数。

④ 注意保持支撑腿微屈，保持背部挺直，髋关节与地面平行，保持耳、臀部、

膝盖和脚踝呈一条直线,尽量使抬起的脚不接触地面。

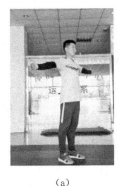 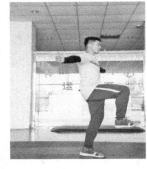 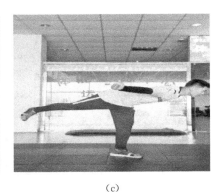

（a） （b） （c）

图 6-24 反向腘绳肌拉伸(燕式平衡)

6.6 髂腰肌拉伤

髂腰肌由腰大肌、髂肌构成,位于腹膜以下,起点范围广泛,终点在股骨小转子(图6-25)。作为髋关节的主动力来源,足球运动中髂腰肌损伤的概率较高。

6.6.1 症状

足球运动中,髂腰肌肌腹的撕裂不常见。若出现肌腹撕裂情况,球员会感到腹部深处疼痛,并涉及腹股沟。腹股沟韧带有可能出现较大的血肿,并进一步地压迫到四周的神经,诱发股四头肌无力或本体感觉能力下降。但是,这类症状是一过性

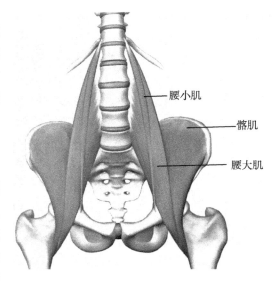

图 6-25 髂腰肌示意图

腰小肌

髂肌

腰大肌

的,伴随血肿的吸收会逐步缓解。假如损伤部位位于肌肉和肌腱交界处,疼痛范围限定在腹股沟附近。

6.6.2 致伤原因原理

髂腰肌是最主要的髋关节屈肌。髋关节抗阻发力屈曲,若负荷较大则容易导致髂腰肌拉伤,如脚内侧踢球动作[图 6-26(a)],铲球动作[图 6-26(b)],用脚停空中球动作[图 6-26(c)]等。

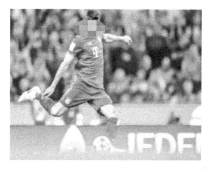
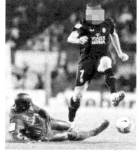
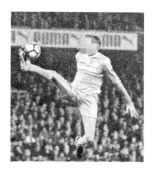

（a）脚内侧踢球　　　　　　　（b）铲球　　　　　　　（c）用脚停空中球

图 6-26　易致髂腰肌拉伤动作

6.6.3 处理

一般采取保守疗法。可以采取理疗[图 6-27(a)]、手法按摩[图 6-27(b)]、热敷等手段进行康复治疗。不宜过早恢复训练,以防止髂腰肌远端撕裂,伤情加重,并逐步变为慢性疼痛。足球运动员多进行髂腰肌牵拉与力量训练有助于预防髂腰肌拉伤。

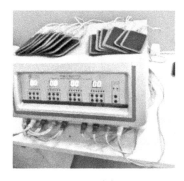
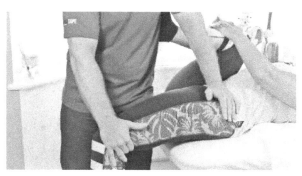

（a）理疗仪　　　　　　　　　　　　（b）手法按摩

图 6-27　治疗手段

思考题:

1. 足球运动中,造成大腿肌肉拉伤的常见动作有哪些?

2. 股四头肌、腘绳肌拉伤的预防性练习有哪些?

3. 大腿肌肉损伤后,如何快速地判断是部分拉伤还是完全断裂?

7 上肢损伤与处理

对于足球运动员而言,比赛是个人全身参与对抗活动的过程,不仅仅包括了球员体能的对抗,还包含了内心思想活动的对抗。球员的全身主要部位都面临冲撞与对抗的风险。从足踝到腿、膝、髋、腰、肩、颈、头等,都存在发生运动损伤的风险。虽然球员上肢损伤的风险相对于足、腿、膝可能要低一点,但上肢及相关部位的构造及其与人体核心器官位置的相对紧密关联性决定了上肢损伤亦不容忽视。

7.1 肩关节前脱位

肩关节是全身关节脱位中最常见的部位之一,多发于青壮年,男性多于女性。根据肩关节损伤机制可分为前脱位、后脱位和垂直脱位三大类,其中以肩关节前脱位最常见。肩关节之所以容易脱位,受其解剖生理功能影响。其一,肩关节缺乏坚强的韧带结构装置来稳定关节,而是依赖于肩关节肌肉的动力平衡作用来维持。其二,肩关节肱骨头大而关节小,只占肱骨头关节面的 $1/3 \sim 1/4$,肩关节囊松大薄弱,前方尤其明显,所以肩关节前下方脱位多发。肩关节的结构见图 7-1。

7.1.1 症状

肩关节前脱位时,肩关节无法移动,肩部疼痛明显。正常人肘关节紧贴胸壁时,同侧手掌可触及对侧肩膀(Dugas 征测试阴性,图 7-2)。肩关节前脱位时,要么手掌无法触及对侧肩,要么肘关节无法贴近胸壁,Dugas 征测试为阳性。肩关节前脱位在足球运动损伤中占 0.59%。

7.1.2 致伤原因原理

肩关节是球窝关节,这类关节的特点是活动范围大,但关节自身的稳固性非常差,在剧烈、突然的外力冲击或拉扯下,往往容易出现脱位。直接暴力或间接暴力均可导致肩关节脱位,但以间接暴力最为常见。如摔倒时,肩处于外展、外旋位,肩峰撞击肱骨大结节传导外力,致肩关节囊前方韧带牵拉伤,造成关节前韧带

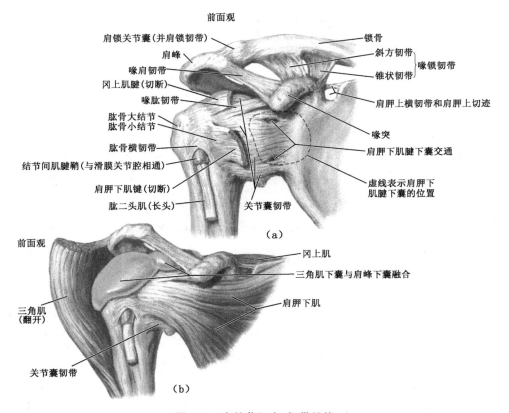

前面观

肩锁关节囊(并肩锁韧带)
肩峰
喙肩韧带
冈上肌腱(切断)
喙肱韧带
肱骨大结节
肱骨小结节
肱骨横韧带
结节间肌腱鞘(与滑膜关节腔相通)
肩胛下肌腱(切断)
肱二头肌(长头)
关节囊韧带

锁骨
斜方韧带
锥状韧带 } 喙锁韧带
肩胛上横韧带和肩胛上切迹
喙突
肩胛下肌腱下囊交通
虚线表示肩胛下肌腱下囊的位置

（a）

前面观
冈上肌
三角肌下囊与肩峰下囊融合
肩胛下肌
三角肌(翻开)
关节囊韧带

（b）

图 7-1 肩关节肌肉、韧带结构

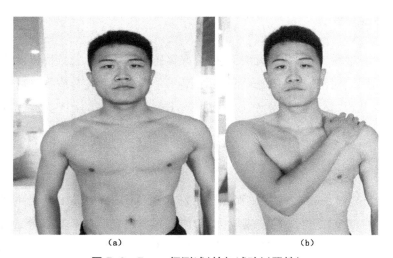

（a）   （b）

图 7-2 Dugas 征测试(杜加试验)(阴性)

的撕裂伤。当暴力超过关节囊强度时,肱骨头继续撞击肩关节盂缘,可发生肩关节向前半脱位。肩关节的前脱位占脱位比例的95％以上。足球比赛中,肩关节前脱位往往因为间接暴力所致,比赛中高对抗条件下的跌倒、手掌撑地(图7-3)动作易造成此类损伤。

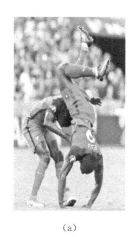

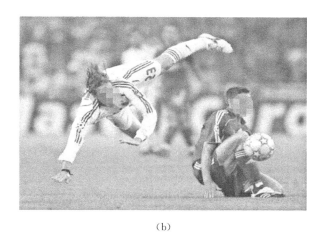

（a）　　　　　　　　　　　　　　　　　（b）

图 7-3　易致肩关节前脱位的间接暴力动作

7.1.3　处理

（1）保持受伤肩部的相对固定,避免移动,并立即联系就医。

（2）应运用X射线确定肱骨头脱位方向,并排除综合性骨折损伤的存在。研究表明:5％～13％的肩关节前脱位会合并复合性骨折类损伤。

（3）在X射线确诊后,必须尽早对伤者进行肩关节复位。时间拖得越久,神经、肌肉进一步损伤的可能性越大。

（4）复位后,要用三角巾悬吊(图7-4)损伤前臂,屈肘呈90°,时间2～3周。

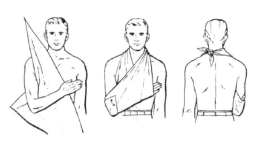

图 7-4　三角巾悬吊

7.1.4 常用的复位法

1）肩关节 Stimson 复位法

伤者俯卧于足够高的平台上，损伤臂自然下垂，腕关节绑一水桶，通过缓慢向水桶内倒入水增加牵引拉力，促进肩关节复位。倒入水速度要缓慢，复位时间较长，控制在 5～10 分钟（图 7-5）。

2）外旋复位法

伤者仰卧位或坐位，由教练员将患肢极度外展和外旋。当外旋 70°～100°时，可以出现脱位复位（图 7-6）。

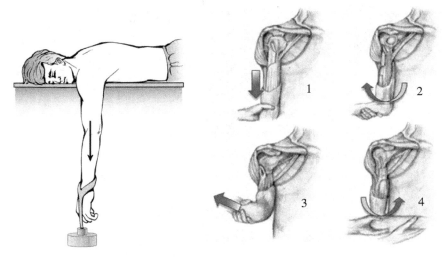

图 7-5 Stimson 复位法　　　　图 7-6 外旋复位法

7.2 肩锁关节损伤

肩锁关节是由肩峰内端及锁骨肩峰端，与关节囊、肩锁韧带、三角肌、斜方肌腱附着部和喙锁韧带等组织连接而成。肩锁关节损伤，多发于青壮年，包括关节撕脱及关节周围软组织损伤。

7.2.1 症状

肩锁关节上方有水肿和剧烈疼痛，肩锁关节隆起，按压锁骨肩峰端有浮动感。

肩锁关节半脱位：肩关节囊与关节韧带撕裂，锁骨近肩侧向上移位，可触及高低不平的肩锁关节，肩关节活动受限；肩锁关节全脱位：肩锁关节囊与关节韧带及喙锁韧带均撕裂，锁骨与肩峰相互分开，锁骨肩峰端明显向上翘起。肩锁关节脱位的 CT 影像见图 7-7。

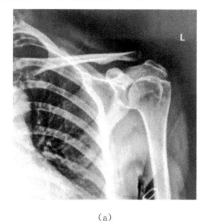
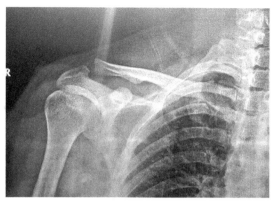

（a）   （b）

图 7-7　肩锁关节脱位 CT 影像图

根据锁骨移位的程度，肩锁关节损伤分为 6 个类型（图 7-8）：

Ⅰ型：肩锁韧带损伤，无撕裂；无锁骨从肩峰移位。

Ⅱ型：肩锁韧带撕裂，轻度锁骨移位，伴有前后向不稳。

Ⅲ型：肩锁韧带和喙锁韧带撕裂，伴有锁骨从肩峰移位达 1 倍；垂直和前后向不稳。

Ⅳ型：肩锁韧带和喙锁韧带撕裂，伴有三角肌斜方肌筋膜撕裂，导致向后移位。

Ⅴ型：肩锁韧带和喙锁韧带撕裂，伴有三角肌斜方肌筋膜撕裂，锁骨从肩峰上垂直移位 1~3 倍。

Ⅵ型：肩锁韧带和喙锁韧带撕裂，伴有锁骨向下脱位。

7.2.2　致伤原因原理

在足球运动中，肩锁关节常常受伤，一般是失重摔倒时肩关节首先触地引发。若肩关节外侧直接触地，肩锁关节被动压缩，关节表面和关节内软骨将受损。肩锁关节脱位多为间接暴力或直接暴力所致，如球员被踢中肩锁关节或直接性的肩锁关节着地（图 7-9）。

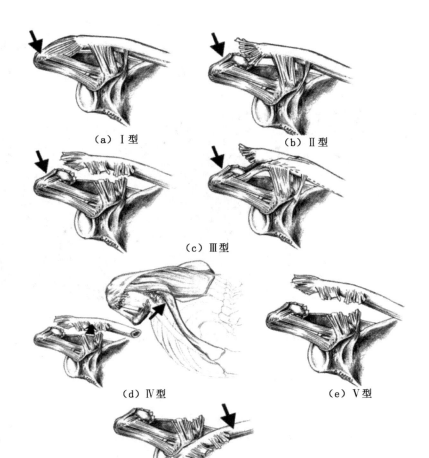

（a）Ⅰ型　　　　　　　　　（b）Ⅱ型

（c）Ⅲ型

（d）Ⅳ型　　　　　　　　　（e）Ⅴ型

（f）Ⅵ型

图7-8　肩锁关节损伤类型

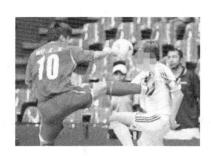
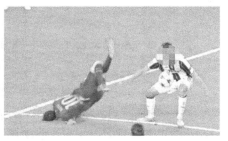

（a）被踢中肩锁关节　　　　　　（b）直接性的肩锁关节着地

图7-9　易致肩锁关节脱位的间接暴力或直接暴力动作

7.2.3　处理

应急期采用冰疗,用冰块敷患处,并做好固定。伤者立即赴医院进行 X 射线检查,以确定损伤具体情况。轻度肩锁关节损伤一般会自然复位,如损伤较严重者应在后期手术治疗。

7.2.4　案例:武磊肩锁关节损伤

2019 年 1 月 7 日,中国足球队在亚洲杯小组赛中对阵吉尔吉斯斯坦。比赛进行至第 80 分钟,中国队球员武磊拼抢中摔倒,左肩着地。赛后 X 射线检查显示:肩锁关节脱位、韧带断裂(图 7-10)。

时任国家队医疗组组长卡斯特拉齐给出处理方案:武磊可以暂时接受保守疗法,待亚洲杯后接受手术治疗。时任上海上港医疗组组长埃杜的处理方案是:立即手术。2019 年 1 月 31 日,西班牙人足球俱乐部官方宣布,通过对武磊肩关节损伤的多次检查,医生认为:武磊目前暂时不需要手术,可以继续参加西班牙人队的比赛。

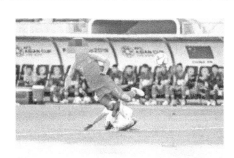

(a)

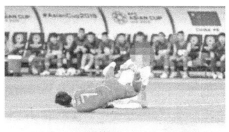

(b)

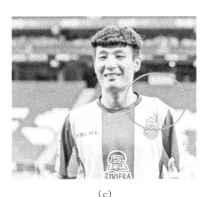

(c)

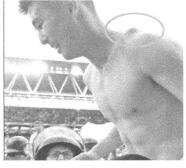

(d)

图 7-10　武磊肩锁关节脱位

7.3 腕部扭伤

腕关节是由多关节组成的复杂关节,包括桡腕关节、腕骨间关节和腕掌关节,三个关节都相互关联(除拇指的腕掌关节外),统称为腕关节(图 7-11)。狭义上看,腕关节是指桡骨下端与第 1 排腕骨间的关节(豌豆骨除外),即桡腕关节;但从功能着眼,腕关节实际应包括桡腕关节、腕骨间关节及桡尺远侧关节,它们在运动上是统一的,腕关节位于腕管的深处。腕关节是完成上肢功能的主要部分,日常生活中容易受到损伤。

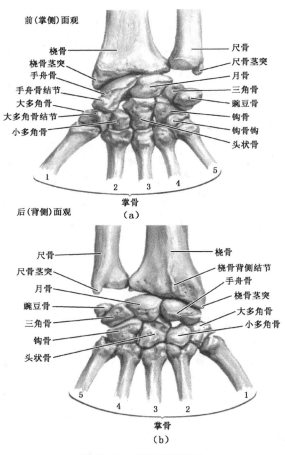

图 7-11 腕部骨骼结构

足球运动中,对于腕关节的损伤往往不是很重视。毕竟,足球项目是以脚的应用为主的项目。因此,当腕关节因扭折受伤后,往往都不太在意。腕关节扭伤应尽快处理,这至少对抛界外球球员(图 7-12)或守门员(图 7-13)而言是不容忽视的问题。

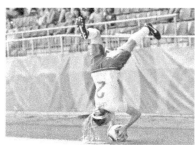

图 7-12　掷界外球

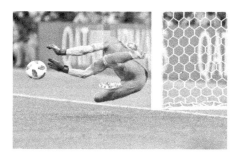

图 7-13　接扑球

7.3.1　症状

　　腕关节扭伤时局部疼痛、肿胀,手腕活动受限制。

7.3.2　致伤原因原理

　　足球比赛中,对抗性的倒地是经常发生的场景,而手和手臂往往作为最先触地的部位,能够对身体起到良好的保护作用。

　　当球员在被动状态下摔倒或受到直接撞击(图 7-14)时,腕关节可能因遭受剧烈的扭曲力而损伤。一般情况下,腕关节被动支撑下的摔倒,会造成腕部软组织挫伤或者关节囊损伤。轻度的腕部扭伤,在几天内肿胀和疼痛便可消失;若肿胀疼痛持续时间较长,则务必做 X 射线检查以确定损伤情况。

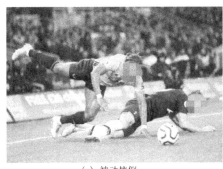

(a) 被动摔倒

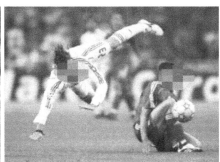

(b) 受到直接撞击

图 7-14　易致腕部扭伤的动作

7.3.3　处理

遵循 PRICE 疗法进行处理。冰疗,用压力绷带加压固定,抬高损伤的腕关节,立即休息并保护患处。若损伤发生,但必须训练时,可以选择佩戴防护绷带进行固定(图 7-15)。

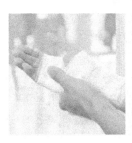
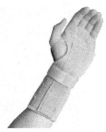

图 7-15　绷带和护具固定

7.4　指关节损伤

7.4.1　症状

损伤的指头会肿胀疼痛,在触诊时有酸痛感,活动范围受限,屈曲时尤为明显。最为严重的情况时出现排列不齐,但这类骨折性损伤在足球运动中相对较少。

7.4.2　致伤原因原理

手指受到直接或间接的外力冲击会导致挫伤、扭伤或者骨折的情况发生。手指损伤的常见原因是踩伤[图 7-16(a)]、摔伤[图 7-16(b)]或者被球击伤[图7-16(c)]以及踢伤等情况。

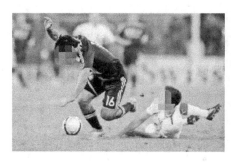
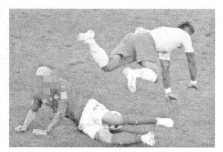

（a）踩伤　　　　　　　　　　　　　（b）摔伤

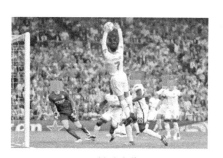

（c）被球击伤

图 7-16　易致指关节损伤情况

7.4.3　处理

遵循 PRICE 原则进行处理。急性期用冰水浸泡（图 7-17）患指 10～20 分钟，或用冰块擦患处周围 10～20 分钟。若为开放性创伤脱位，先清创缝合或贴合加压包紧，固定指甲部和损伤关节（图 7-18）。闭合损伤在伤后 24～48 小时，开始热敷 20～30 分钟，每日 1～3 次。

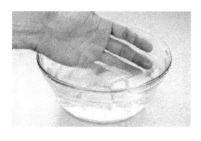

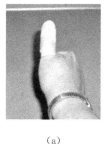

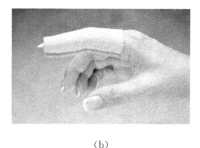

（a）　　　　　　　　　　　　　（b）

图 7-17　冰水浸泡　　　　　　**图 7-18　固定指甲部和损伤关节**

思考题：

1. 守门员该如何保护好指关节？

2. 结合武磊的案例，谈谈肩锁关节损伤对足球活动的影响。

3. 肩关节脱位的有效复位手法有哪些？

颈部和背部损伤与处理

颈部的上界为下颌骨下缘、下颌支后缘、乳突和枕外隆突的连线，下界即胸骨上缘、锁骨、肩峰和第七颈椎棘突间的连线。背部是由两肩和背上部共同构成的人体部位。颈部的肌肉结构见图8-1。

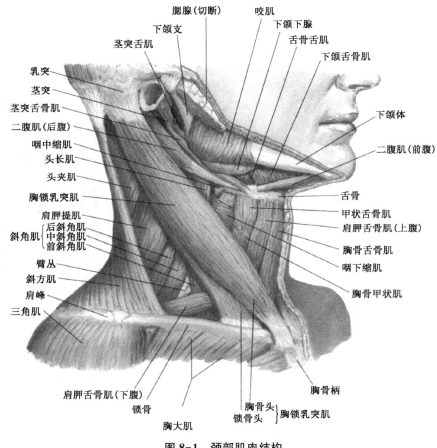

图 8-1　颈部肌肉结构

8.1　急性颈部扭伤

8.1.1　症状

颈部扭伤是急性发生的颈部疼痛,表现为颈部位置异常,往往头偏向一侧,并有旋转困难,颈部僵硬,活动范围明显受限。

8.1.2　致伤原因原理

在颈部肌肉完全无准备的条件下,头颈部做剧烈扭转动作,导致颈部肌肉瞬间剧烈收缩,致使颈部肌纤维或韧带撕裂。足球运动中,头顶球[图 8-2(a)]和激烈对抗时头颈部着地[图 8-2(b)]或撞击[图 8-2(c)]时,极易引发颈部的急性扭伤。

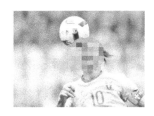 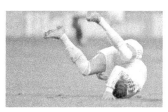 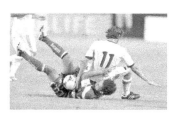

　（a）头顶球　　　　　　　　（b）头部着地　　　　　　　　（c）撞击

图 8-2　易致急性掠颈的动作

8.1.3　处理

应立即停止运动,特别是使颈部损伤加重的动作,比如低头、摇头、后仰头。在受伤后的 24~48 小时之内进行间断性的冰敷,用干毛巾将冰袋包起来,放在颈部最痛的部位,不能直接将冰块放在皮肤上面,以免冻伤皮肤(图 8-3)。还可以使用颈托固定(图 8-4),能够有效减轻颈部肌肉的收缩力量以及对头部的承重。

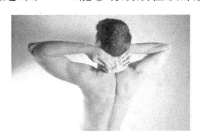 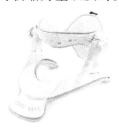

　　图 8-3　冰敷　　　　　　　　　　**图 8-4　颈托**

在 48 小时之后,一般可以适当地进行热敷,以有效地促进血液循环,促进损伤组织的恢复。

8.1.4 预防训练

1) 颈部拉伸

前倾(屈)—后仰(伸)—侧屈—侧转(图 8-5)。

(1) 目标肌肉 颈肌、斜方肌上束、夹肌。

(2) 开始姿势 站立姿势,该类动作简单,主要是充分活动头颈关节。

(3) 易犯错误 弯腰弓背;腰部跟随动作大,影响练习幅度。

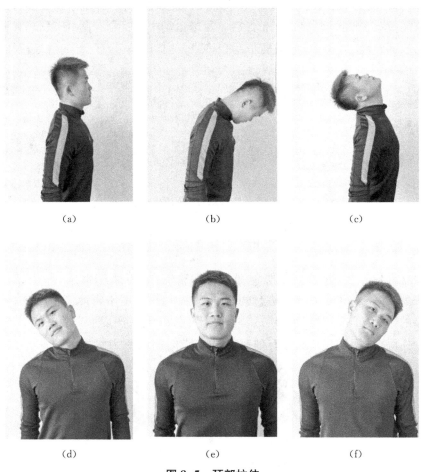

(a)   (b)   (c)

(d)   (e)   (f)

图 8-5 颈部拉伸

2）静态拉伸

（1）动作功能　牵拉胸锁乳突肌。

（2）动作要点　见图8-6。

① 呈直立姿，挺胸抬头，下颌微收，双臂自然垂于体侧；

② 头部向右侧旋转，微微抬头，直至胸锁乳突肌有中等程度的牵拉感；

③ 保持姿势至规定时间，对侧亦然。

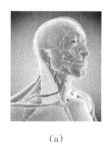　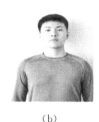　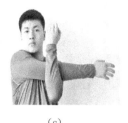　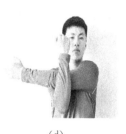

（a）　　　　　　　　（b）　　　　　　　　（c）　　　　　　　　（d）

图 8-6　静态拉伸

8.2　急性腰痛

8.2.1　症状

急性腰痛通常是由腰肌慢性损伤、椎间盘退行性变和小关节炎引起的，常常波及多重结构。在急性期，各种结构间的相互作用容易造成诊断困难。因此，要对球员的主要症状进行辨认，弄清疼痛是根源于腰部还是下肢。往往源自臀部深处肌肉疼痛的伤者，有可能既有腰部痛又有下肢疼痛。

8.2.2　致伤原因原理

急性腰部疼痛在高对抗特征的足球运动中最为常见。腰部疼痛的区域可以放射到臀部、腹股沟及大腿后侧，伤者难以正常活动，几乎所有动作都可以引起疼痛，运动明显受限。足球训练或比赛中过度伸展或屈曲［图 8-7（a）］、压迫［图 8-7（b）］、摔倒［图 8-7（c）］或碰撞、扭转等动作，易引发急性腰痛。

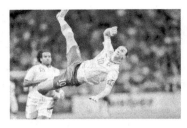
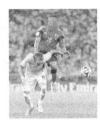
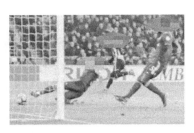

（a）过度伸展　　　　　　（b）压迫　　　　　　　（c）摔倒

图 8-7　易致急性腰痛的动作

8.2.3　处理

损伤发生时，要对受伤球员进行观察，并避免其身体移动，让其依据个人本体的感受判断是否可以移动。若是轻度损伤，球员一般无剧烈疼痛感，稍做休息便可直接起身（图 8-8）恢复正常运动。若是重度损伤，球员往往疼痛难忍且持续，有时额头伴有冷汗渗出，且不敢移动身体（图 8-9），这时应及时联系就医。

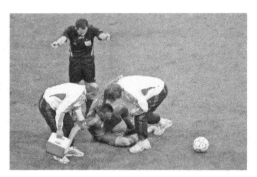
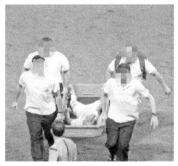

图 8-8　轻度损伤可自行起身　　　**图 8-9　重度损伤使用担架**

对于踢足球引起的急性腰部疼痛，最好的治疗是保持正常的活动水平。在初次疼痛期内，没有必要开始腹部和腰部肌肉的锻炼。但是，在损伤后要尽快进行替代训练来维持肢体一般的耐力和力量素质，建议伤者尽可能保持其正常的活动水平，并且在几天内恢复训练。多数伤者在几天内症状消失，但是有一半伤者在一年内会重新发作。腰部尤其是下腰部损伤是常见损伤，其本身没有危害，但是容易复发。要告诉球员，在能够进行正常训练之前，应该逐渐提高活动水平并限制竞技性活动，以减少复发频率。

急性下腰部疼痛的后期康复治疗时，首先要考虑缓解肌肉痉挛，如果疼痛不能忍受，可局部热疗、按摩、口服止痛剂。症状允许时，为了加强腰部支持结构的力量及防止病情演变为慢性或复发,需增加腹部肌肉力量的锻炼和腰骶屈曲运动。多数球员在 1～2 周内可以恢复正常运动,在首次发生急性腰痛的球员中,90％的球员在 2 周内是可以康复的。

8.2.4　预防训练

1)瑞士球前推

瑞士球前推是用瑞士球练习核心力量的入门动作,可分为跪姿和立姿两种(图 8-10)。

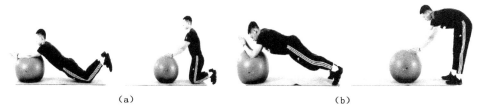

（a）　　　　　　　　　　　　　　　　（b）

图 8-10　瑞士球前推

2)瑞士球仰卧起坐

两脚踩实地面,两手抱头,做仰卧起坐或转体(图 8-11)。

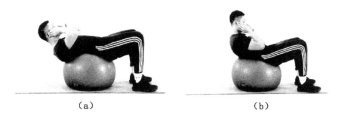

（a）　　　　　　　　　　　（b）

图 8-11　瑞士球仰卧起

3)俯卧收腿

并腿成俯卧姿势,小腿前面放于瑞士球上[图 8-12(a)]。做向前收腿动作,也可以直腿做左右摆动,以增加难度[图 8-12(b)]。反复进行。

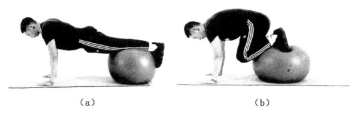

（a）　　　　　　　　　　　（b）

图 8-12　俯卧收腿

4）仰卧收腿（背桥）

并腿成仰卧姿势，T字形支撑，小腿后面放于瑞士球上[图8-13（a）]。做收腿成"背桥"动作[图8-13（b）]。反复进行。

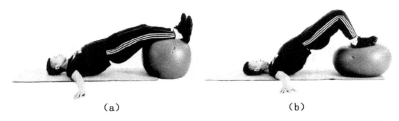

（a）   （b）

图8-13　仰卧收腿（背桥）

5）负重俄罗斯转体

仰卧于瑞士球上，双手拿杠铃片做左右转体动作（图8-14）。注意控制不要转髋。

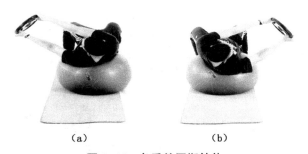

（a）   （b）

图8-14　负重俄罗斯转体

6）平衡球转体收腹

仰卧坐于平衡球上，转体收腹，使异侧肘关节、膝关节碰触（图8-15）。左右交替进行。

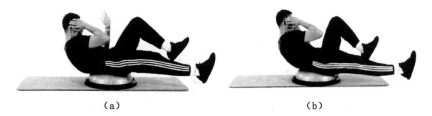

（a）   （b）

图8-15　平衡球转体收腹

7）腹肌轮练习

先站立姿势,收腹用两手握住腹肌轮把手,做前推成俯卧撑姿势,然后收腹将腹肌轮拉回脚的方向(图 8-16)。反复进行。两脚可取宽、窄两种方式。可以采取跪姿以降低难度。

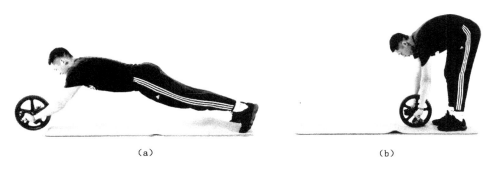

（a）   （b）

图 8-16   腹肌轮练习

上述腹肌轮练习,亦可采取仰卧位成 T 字形,双脚置于腹肌轮踏板上,挺髋收腿,将腹肌轮拉向肩部,成"背桥"动作,反复进行。

8.3   腰部肌肉拉伤

8.3.1   症状

一般来说,腰部肌肉拉伤大多是因为姿势不良引起的。腰部肌肉拉伤后疼痛剧烈。触诊会引起疼痛,疼痛常常是一侧性的。如果球员有腰部肌肉拉伤,经常会感觉到弯腰和站立时有肌肉痉挛。

8.3.2   致伤原因原理

腰部肌肉拉伤通常发生在足球类爆发性运动项目中,损伤多数位于脊柱的竖脊肌(图 8-17)。通常是由于过度劳累、扭伤、外力等引发,伴随剧烈疼痛。

8.3.3   处理

损伤发生时,要对受伤球员进行观察,并避免其身体移动,让其依据个人本体的

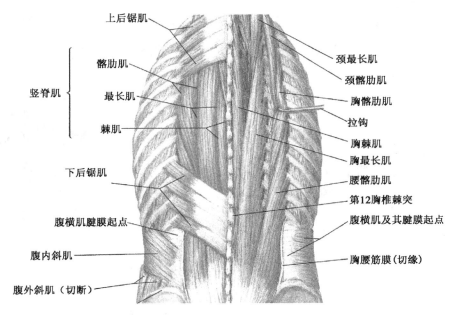

图 8-17　竖脊肌及腰部相关肌肉

感受判断是否可以移动。若是轻度拉伤,球员一般有较轻程度疼痛感,拉伤位置有明显触痛,有时会伴随肿胀,应立即休息停止运动。若是重度拉伤或挫伤,球员一般有剧烈的疼痛感,拉伤位置有明显触痛,并伴随明显肿胀,应立即冰敷并联系就医。若损伤较轻又必须参与训练或比赛,可以通过肌贴或腰带加以保护固定(图 8-18)。

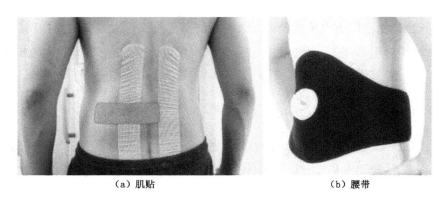

（a）肌贴　　　　　　　　　　　（b）腰带

图 8-18　腰部肌肉拉伤保护固定的方式

8.4   腰肌劳损

8.4.1   症状

腰部下方两侧疼痛最常见的情况就是腰肌劳损。一般来说,腰肌劳损发病的部位大都是在腰部的两侧或者是一侧。且通常情况下用手按压是不痛的,在比赛或者训练等大负荷运动后出现,此时就会感到很明显的阵痛,而且是腰部区域性疼痛。

8.4.2   致伤原因原理

足球运动导致的腰肌劳损往往是与球员长期的大负荷训练、比赛而无法获得充分的休息有关。足球运动中,摆腿、转体与变向的动作非常多,会导致腰部肌肉长期受力,若训练和比赛后没有得到很好的放松,疲劳长期积累必然导致腰肌劳损。

8.4.3   处理

腰肌劳损急性发作时立即休息并且停止运动。通过推拿按摩、热敷、物理治疗等方法加速疲劳肌肉的恢复,是有效的康复手段。在后期,症状允许时,为了加强腰部支撑结构的力量及防止病情演变为慢性或复发,需增加腰腹部肌肉力量的锻炼和腰背屈曲运动。

思考题:

1. 足球运动员常见的腰肌劳损疼痛的症状表现与成因是什么?

2. 头顶球动作中,该如何保护好颈部?

3. 急性腰疼发生后,该如何进行紧急处理,以保证正常的比赛?

9 头面部损伤与处理

9.1 面部损伤

9.1.1 症状

面部损伤的类型多样,包括软组织损伤、牙齿松动、鼻骨折或出血、嘴唇撕裂、眼部挫伤、颧骨骨折、眼眶骨折、牙齿断裂等。主要症状为局部疼痛、肿胀、淤血或出血等。

9.1.2 致伤原因原理

足球项目的高速度、高对抗特征以及头部对球的争夺需求决定了头面部损伤会经常发生。撞击[图 9-1(a)]或者脚踢[图 9-1(b)]、球击[图 9-1(c)]等都可导致头面部损伤。

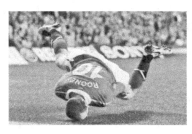 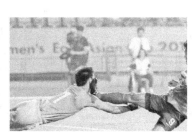 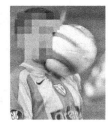

(a) 撞击　　　　　　　　　　(b) 脚踢　　　　　　　　　　(c) 球击

图 9-1　易致头面部损伤情况

9.1.3 处理

足球运动中面部损伤极其常见。如果这些损伤没有得到及时治疗,就会留下整容或者功能方面的问题。因此损伤发生后应立即进行检查,以确定伤者是否需要影像检查来排除骨折的可能性。

在急性期,进行有效检查以评估是否仅为软组织损伤,是否需要就医进行更复杂的治疗。通常,疑似骨折必须立即送医,X射线检查。牙齿和齿槽损伤者,应保护好脱落牙齿,并立即赴牙科门诊处理。

若球员面部损伤严重,呼吸道有可能被异物(骨骼碎片、脱落的牙齿)阻塞,现场处理时,务必保持呼吸道畅通,并及时止血。若确实无法确保呼吸道的通畅,则必须进行气管插管(图9-2)。只有在因软组织水肿或软组织损伤,无法进行气管插管的极少情况下,才可进行气管切开(图9-3)。

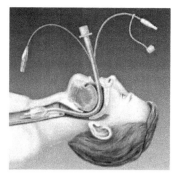

图9-2 气管插管

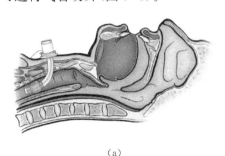

(a)

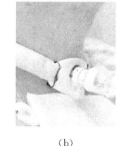

(b)

图9-3 气管切开

损伤机制可以作为正确诊断和确定损伤程度的依据。多数面部损伤的球员能够说明损伤原因。教练和队友的观察,对于确诊也有十分重要的作用。损伤后必须尽快地做检查,但是球员往往是在损伤后数小时才得以检查。此时,肿胀和疼痛给检查带来困难。

9.2 脑震荡

暴力作用于头部立即出现短暂的大脑功能障碍,但无明显的脑组织实质性损害称为脑震荡。

9.2.1 症状

脑震荡会导致伤者神经系统上的变化,急性期症状常表现为反应功能性障碍,而不是结构上损伤。严重脑震荡会引发一系列临床综合症状,甚至导致意识丧失。

急性脑震荡的症状包括意识丧失、头痛、眩晕、视觉模糊、平衡障碍和恶心等情况。

9.2.2 致伤原因原理

脑震荡一般是由于头部受瞬时剧烈冲击引发。冲击直接或间接对头部造成严重影响，导致神经系统功能立即和短时间紊乱。足球比赛或训练中的头球、头部碰撞、头部触地、失重肩部着地等均可能引发脑震荡。

9.2.3 处理

损伤发生时，要对受伤球员进行观察，并避免其身体移动。与其进行语言交流，判断其意识是否清楚。如果出现语无伦次、答非所问、重复回答，甚至是意识丧失、头痛、眩晕、视觉模糊、平衡障碍和恶心等情况，便可判定为急性脑震荡的早期症状，应及时联系就医检查(图9-4)。

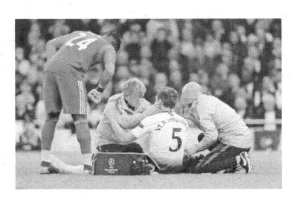

图 9-4 脑震荡急性诊断

当受伤球员被转送到诊疗室或急诊科时，选择安静的环境内进行损伤评估。意识丧失是脑震荡的一个重要表现。与严重的创伤性脑损伤不同，在脑震荡中意识丧失的时间长短，在预测损伤的后果中没有价值。

急性期卧床休息1~2周，避免头部剧烈活动。抬高头部15°~30°。头昏、恶心呕吐者，遵医嘱进行营养脑细胞治疗，早期行高压氧舱治疗。

9.3 颧骨骨折

颧骨和颧弓是面部较突出的部分，容易发生骨折。

9.3.1 症状

颧骨骨折是面部主要损伤。颧骨骨折的临床表现是颧骨颧弓变平(图9-5)。如果颧骨下陷,伤者很难张大口。颧骨因构成眶外壁和眶下缘的大部分,骨折移位后,可使眼球移位,产生复视。

9.3.2 致伤原因原理

典型的颧骨骨折部位是在颧颌联合体最薄弱的结构,当球员的头部转向侧面而受到冲撞时,颧骨极易受伤。足球运动当中的肘击、头球时头部碰撞极易引发颧骨骨折。

9.3.3 处理

应立即送医手术治疗。治疗的两种方法是开放性复位和用金属板连接骨折。此外,外凸的眼眶内容物的复位和眶底重建也是很重要的。轻度损伤需要上场比赛时,要佩戴护具(图9-6)。

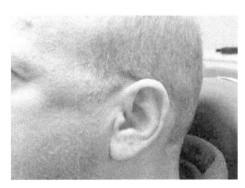

图9-5 颧骨颧弓变平

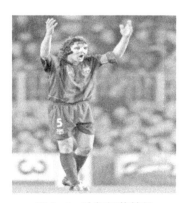

图9-6 脸部佩戴护具

9.4 鼻骨骨折

9.4.1 症状

鼻骨骨折是面部运动损伤中最常见的一种,骨折的症状为鼻骨排列不齐,局部血肿和软组织水肿。

9.4.2 致伤原因原理

球员在争顶头球时,或者被足球直接击打面部,或者球员受到直接的暴力犯规,如手臂击打、膝顶等,极易导致鼻骨骨折。

9.4.3 应急处理

可用医用纱布填充止血,并立即送医手术治疗。伤者应由耳鼻喉科专家处理,必须抽吸鼻中隔的血肿。常用的治疗方法是鼻骨的闭合性复位,复位可以在损伤后立即或者损伤后 3～7 天,水肿减轻后进行。

9.5 头部软组织挫伤

9.5.1 症状

毛细血管破裂导致皮下出血,会在受伤区域形成红色和不同程度的血肿。

9.5.2 致伤原因原理

足球运动员在比赛或者训练时因为肢体碰撞,或者暴力动作导致的打击伤和挤压伤,为足球运动中的常见软组织损伤。

9.5.3 处理

清除尘土后,先观察损伤区域,再对损伤进行判断,务必排除骨折的情况。在损伤的前 2～4 小时期间,抬高头部并进行冰敷,可以缓解肿胀和不适。在 48 小时后,多数挫伤不需要进一步治疗,并且在 1～2 周内会自然愈合。

9.6 牙齿松动

9.6.1 症状

牙齿松动分为完全松动和不全松动两类。齿槽骨折时常常发生牙齿的不全松动,使松动牙齿离开正常的位置。完全松动是指牙齿完全脱离齿槽。

9.6.2　致伤原因原理

足球运动员在训练和比赛中,经常遭遇直接暴力动作(图9-7)、肘击等情况,由于牙齿与外物的碰撞造成牙齿松动。

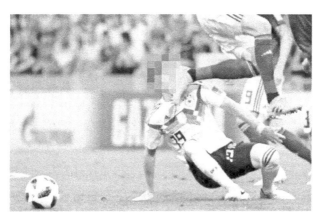

图9-7　暴力致伤

9.6.3　处理

立即送医检查治疗。若出现牙齿脱落情况,保存好脱落牙齿,并尽快赴牙科治疗。

牙齿不全松动的治疗是借助于弓杆进行正确的复位和固定。固定时间为4周。如果牙齿完全松动,必须仔细处理牙根表面的存活组织。治疗的结果取决于牙齿脱落齿槽的时间,以及牙齿保存在何介质中。损伤后的牙齿最好立即放回齿槽,并用护齿或者薄金属夹片固定,等待牙科的紧急会诊。

思考题:

1. 脑震荡发生后,该如何紧急判断与处理?

2. 一旦牙齿脱落,该如何对牙齿与球员做到最大程度的保护?

3. 颧骨、鼻骨骨折康复中,若必须上场比赛,该做怎样的防护?

10　心肺复苏与自动体外除颤器

10.1　心肺复苏

心脏骤停是指突发的心脏电活动异常,心脏突然或意外停止跳动,导致有效脉搏和血压丧失。由心脏骤停导致的死亡即为心源性猝死。一旦发生心脏骤停,大脑和其他重要器官的血液灌注将会停止,如果不及时予以治疗,就会导致猝死。

对于突发心脏骤停球员的抢救,大大依赖于快速的高质量心肺复苏(Cardio Pulmonary Resuscitation,CPR)和除颤。高质量的心肺复苏能暂时维持血氧供应,但仅仅心肺复苏无法将心室颤动转复为心脏正常节律,电除颤才是转复心脏节律、治疗心室颤动的唯一手段。

如果在心脏骤停 1 分钟内立刻给予高质量的心肺复苏,抢救成功率可达90%;心脏骤停 2 分钟,成功率降至 60%;4 分钟时降至 40%;8 分钟时仅为 20%;心脏骤停达 10 分钟或以上,抢救成功率趋近于零。若球员心脏骤停约 10 秒,将会出现意识丧失;约 1 分钟,呼吸将逐渐停止;6 分钟,将出现不可逆的脑细胞死亡;8 分钟将进入植物人状态。所以抢救宜在球员出现脑细胞死亡前尽快介入,心脏骤停后的 4～6 min 为黄金抢救时间。

10.2　心肺复苏的步骤

1) 判断现场环境

判断现场环境是否安全。

2) 判断球员意识

判断球员意识是否清醒,有无反应。用双手轻拍球员双肩询问:"你好! 你怎么了?"告知无反应。

3) 呼叫帮助

请周围的人打电话叫 120,并告知具体位置,如有条件请找来自动体外除颤器（Automated External Defibrillator，AED）。

4）判断球员生命体征

（1）判断球员有无呼吸（一看，二听，三感觉：看胸部腹部有无起伏，听口鼻处有无呼吸声音，感觉口鼻有无气流溢出 ），告知无呼吸。

（2）判断有无颈动脉搏动（用右手中指和食指从气管正中环形软骨滑向近侧颈动脉搏动处），告知无脉搏。

5）放置球员于平硬地面

将球员安置在平硬的地面上，解开衣扣及腰带。

6）胸外心脏按压

找到两乳头连线中点（胸骨中下 1/3 处），用左手掌跟紧贴球员的胸部，右手掌叠放在左手背上，左手五指翘起，肘关节伸直，借助身体重力垂直下压胸腔使胸骨下陷。

（1）成人　胸骨下陷 5～6 厘米，或胸部前后径的 1/3。

（2）儿童　胸骨下陷 4～5 厘米，或胸部厚度的 1/3～1/2。

（3）每次按压与放松比例为 1：1（放松时掌根不离开按压部位）。

（4）按压频率为 100～120 次/分。

7）开放气道

先用纱布或手帕清除球员口鼻分泌物及异物，然后一只手置于球员前额轻压球员头部使头部后仰，另一只手的食指和中指指尖置于球员下颌骨下方，提起下颌，开放气道，使下颌与耳垂连线与地面垂直。

8）人工呼吸

给予 2 次人工呼吸，人工呼吸必须要看到有胸廓起伏才算有效。开放气道与人工呼吸操作的时间必须要少于 10 秒，操作 2 次人工呼吸之后再转回胸外按压（避免过度通气）。

（1）口对口呼吸　一手捏住球员鼻孔两侧，另一手托起球员下颌，吸气后快速向球员嘴内吹气，可见球员胸廓抬起（注意需完全将嘴对准且包住球员的嘴），时间持续 1 秒以上，吹气量 400～600 毫升/次（正常呼吸的吸气量不宜过大，需见患者胸廓抬起），停止吹气后，放松球员的鼻孔，使气体自然呼出。

（2）简易呼吸器　面罩扣住口鼻，用 CE 手法（大拇指、食指按住面罩，其他手指按住下颌）固定面罩，用另外

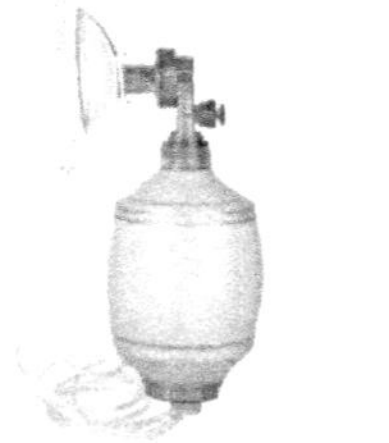

图 10-1　简易呼吸器

一只手,规律地挤压球体,将气体送入肺中,每次送气400～600毫升,频率:成人12～15次/分,儿童14～20次/分(图10-1)。

9) 持续 2 分钟的高效率的 CPR,操作 5 个周期(心脏按压开始送气结束)

(1)成人　心脏按压:人工呼吸＝30:2。

(2)儿童

① 心脏按压:人工呼吸＝15:2(年龄≥8 岁)。

② 心脏按压:人工呼吸＝5:1(年龄＜8 岁)。

10.3　心肺复苏有效的体征和终止抢救的指征

(1)观察颈动脉搏动,有效时每次按压后就可触到一次搏动。若停止按压后搏动停止,表明应继续进行按压。如停止按压后搏动继续存在,说明患者自主心搏已恢复,可以停止胸外心脏按压。

(2)若无自主呼吸,人工呼吸应继续进行,或自主呼吸很微弱时仍应坚持人工呼吸。

(3)复苏有效时,可见病人有眼球活动,口唇、甲床转红,甚至脚可动;观察瞳孔时,可由大变小,并有对光反射。

当有下列情况时可考虑终止复苏:

(1)心肺复苏持续30分钟以上,仍无心搏及自主呼吸,现场又无进一步救治和送治条件,可考虑终止复苏。

(2)脑死亡,如深度昏迷,瞳孔固定、角膜反射消失,将患者头向两侧转动,眼球原来位置不变等,如无进一步救治和送治条件,现场可考虑停止复苏。

10.4　自动体外除颤器

自动体外除颤器(AED)又称自动体外电击器、自动电击器、自动除颤器、心脏除颤器及傻瓜电击器等,是一种便携式的医疗设备,可以诊断特定的心律失常,并且给予电击除颤,是可被非专业人员使用的用于抢救心脏骤停患者的医疗设备。但非紧急情况下,不建议非专业人员使用。

对于心室颤动的治疗,除颤每延迟1分钟,生存率下降7%～10%。在心脏骤停发生1分钟内进行电除颤,患者存活率可达90%,而5分钟后则下降到50%左右,第7分钟约30%,9～11分钟后约10%,而超过12分钟存活率则只有2%～5%。所以AED的应用显得尤为重要,AED使用越早,患者成活率越高。

10.4.1 AED操作流程

(1)当发现球员突然倒地,确定环境安全后,靠近球员,若球员被判断为无意识、无呼吸或仅有濒死叹息样呼吸,则立即向旁边人求救,拨打120并取最近的AED,第一目击者开始进行心肺复苏。

(2)AED取来后,立即按"开"按钮或掀起盖子,以开启AED电源,根据AED提示进行操作(图10-2)。

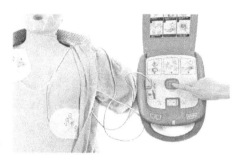

图10-2 AED操作示范

(3)根据AED语音提示,打开球员衣服,暴露胸部皮肤,撕下AED内电极片贴膜,根据电极片上画的位置,贴电极片。

(4)AED自动分析心律,如需除颤,根据提示按下除颤键。

10.4.2 注意事项

最为重要的是,AED需要专业医护人员进行操作使用!!! 除非紧急情况,非专业人员不建议操作使用。

(1)贴电极片的位置不能潮湿、多汗,如有请先用干布擦干净(不必完全擦干)。

(2)若贴电极片部位皮肤汗毛丰富,需要先除去汗毛再贴电极片。

(3)AED分析心率及点击时让所有人不要触碰球员。

(4)电极片的位置要避开心脏起搏器。

(5)大部分人不是经过一次电击就能恢复心跳。

(6)球员恢复呼吸、心跳后不要移除AED,等待医护人员到来接手。

思考题:

1. 什么是AED?

2. AED的基本操作步骤有哪些?

3. 实施心肺复苏术时,如何确定按压位置? 心肺复苏的操作步骤有哪些?

11 足球运动损伤案例

11.1 足部损伤

1）孙同学

受伤时间、部位：2015 年 11 月，右脚大拇趾错位合并骨折。

原因：训练中与队友争球，队友有明显的犯规性蹬踏动作。

受伤场所与当时场景：正常训练过程中，受伤后感觉脚趾有麻木感，不受控制。脱鞋后发现右脚大拇趾反向弯曲变形。

对平时生活的影响：影响正常行走。

如何恢复：复位之后石膏固定。

后期影响：很长一段时间走路右脚大拇趾都会疼痛，右脚大拇趾无法正常弯曲。

2）瞿同学

受伤时间、部位：2016 年 5 月，右脚第二趾骨粉碎性骨折、右腿腓骨骨裂。

原因：比赛中对抗。

受伤场所与当时场景：比赛中暴力动作致伤。在比赛中被对方一名球员踩脚趾，另外一名球员直接铲到其右脚腓侧，直接由担架抬下场。

对平时生活的影响：石膏固定 4 个月；随后 2 年该部位连续受伤；下雨天受伤部位会感觉疼痛。

如何恢复：石膏固定 4 个月＋康复 2 个月。

后期影响：几乎放弃足球；复出后运动速度大不如前，被迫改打中场；用了很长时间重回首发；右腿受伤后遗症（心理上），导致长期使用左脚踢球。

3）马同学

受伤时间、部位：2017 年 11 月，脚背正面。

原因：在打对抗时被对方队员的长钉足球鞋踩到脚背正面。当时有点淤青，没在意,以为就是皮外伤,走路也有一点疼。第二天正常训练,但是根本没有办法打长传。医院检查未伤到骨头。

受伤场所与当时场景:在训练场地,两个人同时抢球时被踩到足背。

对平时生活的影响:没有太大问题。

如何恢复:在家静养了一段时间。

后期影响:只有阴雨天会感觉足背酸痛不适。

4)林同学

受伤时间、部位:2018年12月,左脚后跟距骨后三角骨骨折。

原因:过度训练,疲劳性骨折。

受伤场所与当时场景:在福建省霞浦一中,12月份的一次冬训中,备战全国赛与足球单招考试,一天三练。某一天的下午进行对抗训练,在一次忽然急停动作时,没有全脚掌着地,后脚跟先着地,听到"咔嚓"一声,左脚剧痛,不能活动。

对平时生活的影响:无影响。

如何恢复:自行恢复,没打石膏。面临体育考试,敷草药两周,忍痛继续练考试项目。

后期影响:左脚脚踝不能过度牵拉,脚踝不能太弯曲。

11.2 踝部损伤

1)俞同学

受伤时间、部位:2016年7月,右脚踝关节扭伤。

原因:训练时跳起不注意,落地扭伤。

受伤场所与当时场景:足球场地,跳起来争角球后身体失去控制,落地扭伤。

对平时生活的影响:绑石膏、挂拐杖。

如何恢复:石膏固定,静养4周。

后期影响:右脚脚踝力量下降,并造成习惯性扭伤。冲刺跑速度明显没以前快。

受伤时间、部位:2017年8月,右脚扭伤。

原因:比赛中被人铲球,导致扭伤。

受伤场景与当时场景:边路快速追球时,被对方后卫直接人球一起铲翻。

对平时生活的影响:退出后面比赛,挂拐杖。

如何恢复:休息静养了1个月。

后期影响:右脚活动幅度较左脚小,恢复初期运动前没热身时脚踝疼,脚踝力量明显下降。

2)朱同学

受伤时间、部位:2020年10月,脚踝扭伤。

受伤原因:准备活动没有做充足,可能自己的状态不好,造成体能不足,踩球上崴伤。

受伤场景:在上课时2V2对抗过人的时候踩球上。

对生活的影响:走路疼痛,不能上训练课,需要养伤,平时不能快速奔跑。

如何恢复:做脚踝的活动和训练恢复动作,局部喷涂活血止痛药物。

后期影响:脚踝的扭伤造成了后遗症,脚踝力量下降。

3)苏同学

受伤时间、部位:2019年3月,左脚脚踝韧带撕裂。

受伤原因:踝关节力量不足。

受伤场景:训练中一对一过人,摆脱突破时重心放置左脚,防守队员上前抢断,然后对脚,重心不稳崴脚。

对平时生活的影响:平时无任何影响。

如何恢复:一个月的石膏固定,静养。

恢复过程:绷带固定踝关节恢复训练,其间加强脚踝关节力量练习。

后期影响:训练时左脚脚踝感觉到明显疼痛。

4)王同学

受伤时间、部位:①2018年11月,右脚踝关节软组织损伤;②2020年10月,左腕关节小多角骨骨折。

受伤原因:①在比赛时对方球员动作过大,被对方球员伤到脚踝,导致右脚踝关节软组织损伤,被撞到右踝关节,右脚踝关节肿胀。②比赛时被对方球员踢到左手,左手手腕挫伤,腕关节小多角骨骨折。

受伤场所与当时场景:①球场,右脚踝肿胀,无法站立,去医务室进行治疗。②球场,被踢到左手,导致挫伤,左手手腕疼痛肿胀,当时以为问题不大,晚上疼痛加重,第二天去了医院,X线检查发现腕关节小多角骨骨折。

对平时生活的影响：①右脚走路站立久了脚踝会疼，不能有大幅度的身体对抗。②左手日常生活不方便，有时会阵痛。

如何恢复：定期做一些脚踝的力量训练，针灸，石膏固定，药物治疗。

后期影响：右脚踝疼痛，乏力。

恢复过程：通过冰敷、针灸治疗，比赛时需要绷带固定。

5）徐同学

受伤时间、部位：①2018年2月，左踝韧带撕裂；②2019年6月—2020年9月，髌腱劳损。

受伤原因：①在训练基地冬训时被对方球员铲伤导致韧带撕裂；②由于在俱乐部高强度和大量的训练导致髌腱劳损。

受伤场所与当时场景：①海门珂缔缘训练基地，被对方球员铲伤；②南通支云如皋奥体中心，每日大运动量训练。南京市运动训练中心，长期一周三次YoYo测试（间歇性耐力测试），折返跑12分，导致肌肉疲劳，肌肉紧张，又得不到很好的放松。

对平时生活的影响：影响训练和比赛的心态。脚踝韧带撕裂已康复，膝关节髌腱劳损影响下蹲，影响长时间站立，现长期进行康复。

如何恢复：由自己康复师指导康复和治疗。

后期影响：心态影响很多。

恢复过程：理疗＋手法＋力量恢复，休息。

6）范同学

受伤时间、部位：2019年8月15日，踝关节扭伤。

受伤原因：场地不平，热身活动没有到位。

受伤场景：因为场地不平加上脚踝力量不足，急停急转时崴到脚。

对平时生活的影响：无特别的影响，但是训练跑步时心理作用觉得速度不如从前。

如何恢复：简单冰敷，后期配合针灸。

后期影响：转动脚踝时有咔哧的声音。

恢复过程：消肿后三天开始踢球，一直保持了半个月，静养了半个月后继续剧烈运动，脚踝一直都是疼痛状态，后接受针灸治疗。

7）陈同学

受伤时间、部位：2020 年 4 月，左小腿及踝关节损伤。

受伤原因：多次在练习长传球过程中用力过猛导致左腿腓后韧带损伤，左侧后踝局部水肿，左足胫骨后肌腱、拇长屈肌腱、趾长屈肌腱腱鞘积液，左踝关节腔及周围滑膜囊积液。

受伤场景：连续长时间训练过程中，左脚作为支撑脚导致动作变形，起初只以为脚崴了没注意，休息一段时间后继续训练，导致二次崴脚。

对平时生活的影响：平时走路左脚明显感觉疼痛，左脚不能受力，不可剧烈运动，会习惯性崴脚。

如何恢复：通过针灸、放血和贴敷膏药。

后期影响：起长传球时左脚不敢发全力，在做变向等动作时左脚脚踝会有疼痛感。

恢复过程：通过扎针灸、放血和贴膏药，三周后基本恢复，后期绷带固定逐渐加大训练量并配合针灸治疗。

11.3 小腿损伤

1）占同学

受伤时间、部位：2018 年，左小腿外侧韧带错位。

受伤原因：在一场重要比赛中被对方后卫从侧后方铲伤。

受伤场所与当时场景：婺源锦标赛中四分之一决赛时被铲伤。

对平时生活的影响：左小腿无法活动。

如何恢复：手术。

后期影响：左腿不敢过度劳累。

恢复过程：手术后静养。

2）杨同学

受伤时间、部位：2015 年 10 月，左脚跟腱拉伤。

受伤原因：体育课在没有进行热身的情况下踢球后被铲到拉伤。

对平时生活的影响：没影响。

如何恢复：石膏固定静养。

后期影响：无任何影响。

恢复过程：静养。

3）陈同学

受伤部位：跟腱炎。

受伤原因：长时间跑跳运动后跟腱劳损。

受伤场所与当时场景：训练场上，长时间剧烈运动。

对平时生活的影响：每次训练的时候都会感觉脚后跟剧痛。

如何恢复：静养恢复。

后期影响：后期偶尔会出现疼痛。

恢复过程：根据后期的恢复情况进行了运动量调整，现在基本没有问题。

11.4　膝关节损伤

1）吴同学

受伤时间、部位：2018年4月，膝关节滑膜炎。

受伤原因：大重量并且长时间训练导致膝关节受损。

受伤场景：训练深蹲时负重量过大，导致动作变形，长时间积累久后导致膝关节内磨损。

对平时生活的影响：平时走路会有疼痛感，不可以剧烈运动，影响正常走路。

如何恢复：静养两周恢复正常。

后期影响：减少大重量训练次数与时间，运动量大时，时间久了膝盖会感到不适。

2）孙同学

受伤时间、部位：2010年9月，膝关节半月板损伤。

受伤原因：比赛任务较多，训练频繁，比赛激烈，没有充足休息时间。

受伤场景：正常训练过程中，膝关节隐隐作痛，只能小范围活动。

对平时生活的影响：不能剧烈运动，上下楼梯不方便。

如何恢复：静养两个月。

后期影响：频繁训练时膝关节会有不适反应，但不影响正常训练任务。平常走路膝关节偶尔会有胀痛感。

3）冯同学

受伤时间、部位：2019 年 7 月，膝关节半月板损伤。

受伤原因：活动量太大，导致半月板磨损。

受伤场景：日积月累，高中训练量太大，跑步过多，没有保护。

如何恢复：静养，靠墙静蹲，增强膝关节周围肌肉的力量。

后期影响：膝关节弯曲会卡顿，长时间运动会疼。

4）闫同学

受伤时间、部位：2016 年 6 月，膝关节半月板损伤。

受伤原因：发力踢球没有踢到足球，膝关节过伸，损伤半月板。

受伤场所与当时场景：足球场射门的时候踢空。

对平时生活的影响：冬天踢球的时候会膝关节不适，经常受伤。

如何恢复：静养两个月恢复。

后期影响：减少大量大腿发力次数，运动量大时膝关节会不太舒服。

5）陈同学

受伤时间、部位：2018 年 5 月，膝关节韧带损伤。

受伤原因：长时间训练积累的伤害造成韧带损伤。

受伤场景：在比赛中突然感到膝关节不适，疼到不能走路。

对平时生活的影响：导致平时走路、上楼梯，都会有疼痛感，影响正常训练，不能剧烈运动。

如何恢复：静养一个月后方可训练。

后期影响：如果强度大或者做伤膝关节的动作，膝关节感到不适。

6）李同学

受伤时间、部位：①2016 年，右膝关节内外副韧带损伤；②2017 年，右内侧半月板呈桶柄状撕裂。

受伤原因：对方摔倒别着李同学的腿导致直接扭伤。

受伤场景：①李同学 2016 年与天津队交流赛时，作为中后卫防守，卡位时，对方摔倒带着李同学的腿扭了下去，膝关节直接动不了，核磁共振检查示内外副韧带损伤。后因队伍缺人，休息不到位，继续上场踢球，进而造成膝关节松弛，习惯性扭伤。②2017 年全国赛时，回防挡球时膝关节受撞击导致半月板损伤。

对平时生活的影响：无太大影响。

如何恢复：针灸治疗，静养恢复，力量训练。

后期影响：训练比赛时不能太过于激烈对抗，天气冷时须注意保暖，否则膝关节不适。

7）梁同学

受伤部位：膝关节积液、踝关节韧带损伤。

受伤原因：踢球长时间跑动折返膝关节损伤，积液。脚踝关节习惯性扭伤。

受伤场景：长时间穿长钉足球鞋训练，膝关节受损。

如何恢复：静养恢复，做膝关节康复训练。

后期影响：天冷膝关节有刺痛感，上楼梯很酸胀，脚踝发力时有疼痛感。

恢复过程：后期加强膝关节康复训练。

8）丁同学

受伤部位：膝关节积液。

原因：踢球长时间跑动折返膝关节损伤，积液。

受伤场景：长时间穿长钉足球鞋训练，膝关节受损。

如何恢复：静养恢复，做膝关节康复训练。

后期影响：天冷膝关节有刺痛感，上楼梯很酸胀。

恢复过程：后期加强膝关节康复训练。

11.5　大腿损伤

1）吴同学

受伤时间、部位：2019年7月，大腿后侧肌肉拉伤。

受伤原因：热身不够充分，长时间运动。

受伤场景：在比赛后的放松跑中，在无对抗的情况下，准备加速跑完最后一段路时，突然感觉大腿后侧有疼痛感。

对平时生活的影响：平时走路会感到大腿后侧疼痛，不可以奔跑，不可剧烈运动。

如何恢复：通过静养加拉伸训练两周恢复正常，后期加强大腿后侧肌群的训练。

后期影响：感觉大腿力量有所下降。

2）徐同学

受伤时间、部位：2019 年 6 月，右大腿内侧肌肉拉伤。

受伤原因：练习长传球导致右大腿内侧肌肉拉伤。

受伤场所与当时场景：学校训练时练习长传球拉伤，一直没有恢复好，变成了慢性拉伤。

对平时生活的影响：长时间行走后右大腿内侧疼痛不适，但不严重。

如何恢复：休息。

后期影响：影响不大。

恢复过程：静养。

3）程同学

受伤部位：胯部肌肉拉伤。

受伤原因：没有热身运动就直接进入比赛。

对平时生活的影响：没有影响。

如何恢复：休养几天。

后期影响：没有影响。

11.6　腰背部损伤

1）陈同学

受伤时间、部位：2019 年 11 月，腰部损伤。

受伤原因：奔跑速度过快突然做停球动作造成腰部扭伤。

受伤场所与当时场景：在踢比赛时，球速过快，本人奔跑速度也过快，突然停球时腰部扭伤。

对平时生活的影响：弯腰时感觉腰部刺痛，不能剧烈对抗。

如何恢复：通过静养，增加核心力量练习，贴膏药后正常训练。

后期影响：感觉腰部劳累后即有酸胀疼痛。

2）陈同学

受伤时间、部位：2019 年 5 月，腰部损伤。

受伤原因：长时间训练过程中疲劳导致腰肌劳损、腰 3～4 椎间盘膨出。

受伤场景：在训练过程中导致腰肌损伤。

对平时生活的影响：无法做大力量训练，无法久坐、久站。

如何恢复：通过针灸治疗，适当减少力量训练。

后期影响：腰部时常会疼痛，无法长时间笔直站立，做平板撑时首先疼痛的地方是腰部。

恢复过程：去医院做针灸、理疗以及热敷、贴膏药治疗。

11.7　上肢损伤

1）戴同学

受伤时间、部位：2020 年 3 月，左手大拇指骨折。

受伤原因：比赛的时候被球撞到左手大拇指。

受伤场景：比赛场上封堵别人射门时球撞在手指上。

对平时生活的影响：前 3 个月手指不能弯曲，不能用力。

如何恢复：在医院住了三天院，服药静养，出院石膏固定。

后期影响：拆完石膏，缠着绷带进行比赛或者训练，完全恢复以后和平常一样没有影响。

2）王同学

受伤时间、部位：2020 年 5 月，右手腕关节软组织挫伤。

受伤原因：守门时用错误手型接球，手腕没有充分热身。

受伤场所与当时的场景：足球场上进行守门训练，没有对腕关节加强保护。

对平时生活的影响：吃饭时只能用左手，右手腕关节不能扭转，不能动。

如何恢复：静养半年，中间偶尔做接球训练，手腕关节常活动。

后期影响：对手腕关节要有保护措施，不然很容易挫伤、扭伤。

3）王同学

受伤时间、部位：2020 年 12 月，右手腕关节扭伤。

受伤原因：天气太冷，准备活动未做充分。

受伤场景：守门训练时没有进入状态，球速过快导致腕关节扭伤。

对平时生活的影响：无法训练，吃饭写字用不了右手。

如何恢复：涂红花油，冷敷热敷。

后期影响：无影响。

4）吴同学

受伤时间、部位：2015 年，右前臂尺骨骨折。

受伤原因：踢球时对抗摔倒，右手撑地导致骨折。

受伤场景：在比赛时与对方球员身体对抗摔倒，右手撑地。

对平时生活的影响：无法剧烈运动。

如何恢复：手术。

后期影响：右手无法用全力，有疼痛感。

恢复过程：静养。

5）赵同学

受伤时间、部位：2014 年，左前臂尺骨骨折。

受伤原因：比赛中抢球跌倒。

受伤场景：争抢球过程中倒地，手掌着地。

对平时生活的影响：无影响。

如何恢复：石膏固定。

后期影响：无影响。

恢复过程：静养。

6）龙同学

受伤时间、部位：2012 年 7 月，锁骨骨裂。

受伤原因：快速奔跑时跌倒，肩膀着地导致锁骨骨裂。

受伤场所与当时场景：小学操场与成年人比赛时碰撞跌倒。

对平时生活的影响：平时只能用一只手，无法训练。

如何恢复：贴膏药，内服中药。

后期影响：左手臂伸展有影响，范围变小。

恢复过程：静养。

思考题：

1. 自己在足球活动中受过怎样的损伤？如何处理的？处理是否及时、准确？是否有操作不当的情况？

2. 怎样尽量避免足球运动中发生损伤？要做好哪些方面的训练与准备？

3. 足球场地应配备的基本医疗器械与物资有哪些？

参 考 文 献

［1］Miller M D, Sckiva J K. 运动医学骨科核心知识[M].邱贵兴,译.北京:人民卫生出版
 社,2009.

［2］贝尔,迈赫伦.运动损伤临床指南[M].高崇玄,译.北京:人民体育出版社,2007.

［3］任玉衡.运动创伤诊疗康复手册[M].北京:人民体育出版社,2007.

［4］赵琦.体能训练理论与方法[M].南京:东南大学出版社,2017.

［5］宋为群,周谋望,贾子善.康复医师速查手册[M].北京:科学技术文献出版社,2011.

［6］Frontera W R, Gans B M, Robinson L R, et al.物理医学与康复医学理论与实践[M].励
 建安,毕胜,黄晓琳,译.北京:人民卫生出版社,2013.

［7］O'Sullivan S B, Schmitz T J, Fulk G D. 物理康复治疗:第6版[M].励建安,毕胜,译.北
 京:人民卫生出版社,2018.

［8］蒂克萨.触诊解剖学图谱:第2版[M].夏蓉,译.郑州:河南科学技术出版社,2016.

［9］聂志红,项国,吴玉仙.实用骨科诊疗指南[M].北京:中医古籍出版社,2009.

［10］坂井建雄,桥本尚词.3D人体解剖图[M].唐晓艳,译.沈阳:辽宁科学技术出版社,2013.

［11］赵萍,张玉昌,杨波.足部疾患微创治疗理论与实践[M].兰州:甘肃科学技术出版社,2015.

［12］黄何平,陈祥塔.运动创伤学[M].南昌:江西高校出版社,2007.

［13］西蒙,汉弥尔顿.X线解剖学[M].周康荣,林贵,译.上海:上海科学技术出版社,1988.

［14］王琳,张阿力,麻春雁.运动损伤与急救[M].北京:北京体育大学出版社,2006.

［15］黄涛.运动损伤的治疗与康复[M].北京:北京体育大学出版社,2010.

［16］许孟忠.运动损伤手法治疗[M].北京:知识出版社,1992.

［17］伦斯特伦.运动损伤预防与治疗的临床实践[M].王安利,译.北京:人民体育出版社,2006.

［18］鱼住广信,郑宏伟.运动损伤和功能恢复[M].北京:人民体育出版社,2001.

［19］亓建洪.运动创伤学[M].北京:人民军医出版社,2008.

［20］王予彬,王惠芳.运动损伤康复治疗学[M].北京:人民军医出版社,2009.

［21］梅杰,玛林孔克.奈特骨骼肌肉影像解剖图谱[M].殷国勇,尹宏,蒋纯志,等译.2版.北京:
 人民军医出版社,2016.

［22］奈特.奈特人体解剖彩色图谱:第3版[M].王怀经,译.北京:人民卫生出版社,2005.